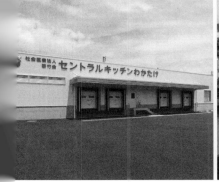
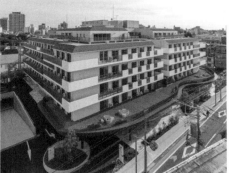

病院・介護給食経営改革

~どうする!? 未来~

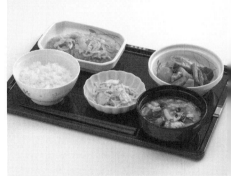
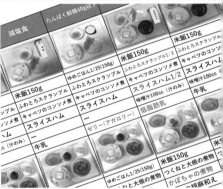
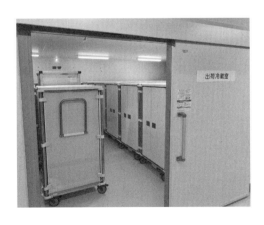

監修
一般社団法人
ヘルスケア
フードサービスシステム協会

著者

株式会社ミールシステム ほか

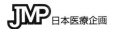
日本医療企画

はじめに

　「8がけ社会」の到来が間近となる昨今、労働力不足や経済の縮小等、社会環境は一段と厳しい状況にある。

　医療・介護保険制度も同様に縮小社会への変革が要請され、その中にあって給食部門も逼迫した状況にあり、抜本的な刷新が急務である。これまでの赤字常態化に加え、近年の人手不足と人件費上昇、食材費の高値安定化、光熱水費の不安定化等、ますます給食経営は追い込まれ、悪化している。

　一方、病院食の食事提供は、個別化・細分化・多様化が進み、マンパワーに頼る人海戦術が余儀なくされており、生産性の低下と労務コストの増加を招いていることを申し上げたい。

　さらに、栄養部門超である管理栄養士の多くは、臨床栄養業務が使命視され、給食マネジメント不在の傾向か強まっている。「誰が給食管理業務を担うのか？」を問いたい。

　こうした状況をまとめると、「八方塞がり」で危機的と言っても過言ではない。このままでは、食事サービスの継続的提供を担保することは容易ではないと推測される。

　「それではどうするか」。打破・解決するためには、これまでの運営概念を根底から見直すところから始めるべきと考える。旧態依然とした習慣や方法を検証し、新たなビジョンと戦略方策・ゴール（経営目標）を設定、マネジメントサイクルを実行することにある。

　本書は、こうした諸問題を解決するために、医療・介護施設の現状と今後の課題、給食部門の問題点から、給食システムソリューション、キッチンファシリティ計画と厨房設備機器、給食管理コンピュータシステムおよび管理栄養士養成・卒後教育までの一連をとりまとめたものである。問題解決の「How to」となることを願っている。

一般社団法人 ヘルスケアフードサービスシステム協会 代表理事
株式会社ミールシステム　取締役会長

窪田　伸

2024年9月

CONTENTS

はじめに ……………………………………………………………………………… 3

第1部 医療・介護の今後の動向 …………………………… 9

山本行俊
株式会社システム環境研究所 取締役相談役

第2部 給食部門の問題点 ………………………………… 21

石川祐一
茨城キリスト教大学 生活科学部 食物健康科学科 教授

第3部 臨床栄養と給食管理 ………………………………… 31

堀井三四郎
株式会社ミールシステム コンサル室 主任

第4部 給食システムソリューション …………………… 55

第1章 部門運営の現状と今後のベクトルとグランドデザイン … 56
窪田　伸
株式会社ミールシステム 取締役会長

第2章 給食マネジメントシステム ……………………… 67
窪田　伸
株式会社ミールシステム 取締役会長

第3章 給食システム構築の方法 ……………………………… 72
窪田孝治
株式会社ミールシステム 代表取締役社長

第4章 栄養基準・食事基準の標準化(平準化)と献立計画に関する試案 … 82
上原　好
株式会社ミールシステム コンサル室
荒井綾子
株式会社ミールシステム

| 第5章 | **HACCPの実践** | 108 |

鬼頭美妃
株式会社ミールシステム コンサル室 室長

| 第6章 | **新調理システムと調理の効率化** | 125 |

高野　誠
株式会社ミールシステム 常任顧問

【資料】新調理システム使用機器に関する参考データ 135

鬼頭美妃
株式会社ミールシステム コンサル室 室長

三好恵子
女子栄養大学 名誉教授

| 第7章 | **ハイブリッド（組み合わせ）／アッセンブルシステム** | 149 |

窪田　伸
株式会社ミールシステム 取締役会長

| 第8章 | **キッチンレスシステム** | 157 |

窪田　伸
株式会社ミールシステム 取締役会長

| 第9章 | **セントラルキッチンシステム** | 160 |

窪田　伸
株式会社ミールシステム 取締役会長

| 第10章 | **AIとロボットシステム** | 168 |

窪田　伸
株式会社ミールシステム 取締役会長

| 第11章 | **BCPシステム** | 171 |

窪田　伸
株式会社ミールシステム 取締役会長

第5部　キッチンファシリティ計画と厨房設備機器 175

| 第1章 | **キッチンファシリティ計画** | 176 |

窪田　伸
株式会社ミールシステム 取締役会長

| 第2章 | 各セクション主要設備機器／ニュークックチルシステム ……… 182

窪田 伸
株式会社ミールシステム 取締役会長

| 第3章 | キッチン内装と設備仕様 ……………………………………… 199

窪田 伸
株式会社ミールシステム 取締役会長

| 第4章 | 省エネルギーと環境対策 ……………………………………… 209

窪田 伸
株式会社ミールシステム 取締役会長

第6部 給食管理コンピューターソフト …………………… 213
（クックチル・ニュークックチル・セントラルキッチン対応）

有田俊夫
株式会社フード・リンク 代表取締役社長

第7部 管理栄養士の卒後教育 ……………………………… 223

| 第1章 | 管理栄養士・栄養士養成における給食のマネジメントと
大量調理 ………………………………………………… 224

三好恵子
女子栄養大学 名誉教授

| 第2章 | 給食経営管理プロフェッショナル育成と卒後教育の在り方 … 232

大部正代
一般社団法人FOOD＆HEALTH協会 ククルテ 代表理事

第8部 事例集 …………………………………………………… 239

| 第1章 | ニュークックチルシステム（大規模施設）……………… 240

地方独立行政法人 総合病院 国保旭中央病院
臨床栄養科 科長　坂井厚夫

| 第2章 | ニュークックチルシステム（小規模施設）……………… 246

医療法人 巌桜会 栃内病院

| 第3章 | **アッセンブリーシステム** | 248 |

社会福祉法人 暁会 特別養護老人ホーム フェニックス杉並

| 第4章 | **セントラルキッチン-1** | 250 |

医療法人 慈風会

| 第5章 | **セントラルキッチン-2** | 252 |

社会医療法人 若竹会 セントラルキッチンわかたけ

| 第6章 | **セントラルキッチン-3** | 254 |

医療法人・社会福祉法人 緑山会グループ セントラルキッチン

あとがき 256

監修・著者紹介 258

資料提供会社一覧 262

第 **1** 部

医療・介護の
今後の動向

山本行俊
株式会社システム環境研究所 取締役相談役

第1部　医療・介護の今後の動向

はじめに

　『病院・介護給食経営改革』を、一般社団法人ヘルスケアフードサービスシステム協会および株式会社ミールシステムの関係者によって共著するにあたって、その前提として、これからの医療・介護の動向について確認し、認識する必要がある。

　したがって、医業経営コンサルタントである小職が、厚生労働省や経済産業省の資料やデータを引用して、先ず、「社会的及び政策的背景」を明確にして、次に、「医療・介護を取り巻く環境の変化」について記述し、「その変化する環境の中における施設のあり方と役割」について記述する。

　その上で、「施設としてのサービスのあり方の変化」を紹介し、最後に、「将来の施設のイメージ」を提案することとする。

1　背景（社会や政策）

（1）超高齢化／人口急減時代の到来

　まず、将来の日本の人口動向の予測を見ると、現役世代（生産年齢人口）の減少が続き、団塊世代が2022（令和4）年から75歳（後期高齢者）になる。

　その後も、2040（令和22）年頃まで、65歳以上人口の増加が続くことが予測されている。

①人口構造

　高齢者、特に後期高齢者は、2025（令和7）年に向け人口が急増したあと、増加は緩やかになる。生産年齢人口は、既に減少に転じているうえに、2025年以降はさらに減少が加速する。

②医療従事者

　病院に従事する医師数は、この20年に5.5万人増加しているが、60歳以上の医師の割合が増加し、平均年齢は44.8歳まで上昇している。

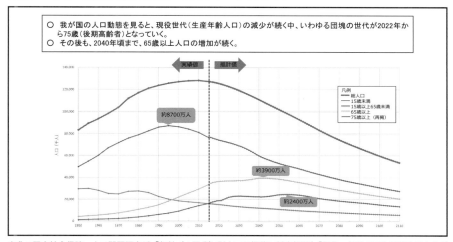

図表1 ▶ 人口動態実績と推計（1990～2100年）

出典：国立社会保障・人口問題研究所「年齢（4区分）別人口の推移と将来推計」「総数、年齢4区分別総人口および年齢構造係数」
※2015年までは国勢調査の実績値、2016年以降は推計値。

　診療所に従事する医師数は、この20年に2.0万人増加しているが、60歳以上の医師の割合が50％程度であり、平均年齢は60.0歳まで上昇している。

③入院患者
　全国の入院患者数は2040年にピークを迎えると見込まれ、65歳以上の割合は2040年には80％となることが見込まれる。
　二次医療圏（335（厚生労働省医政局地域医療計画課））によって違いはあるが、既に2020（令和2）年までに89の医療圏がピークを迎え2035（令和17）年までには260の医療圏がピークを迎えることが見込まれる。

④外来患者
　全国の外来患者数は2025年にピークを迎えることが見込まれ、65歳以上の割合は、2040年には約60％となることが見込まれる。
　既に、2020年までに214の医療圏では外来患者数のピークを迎えていると見込まれる。

⑤在宅患者
　全国の在宅患者は、2040年にピークを迎えることが見込まれる。
　在宅患者数は、多くの地域で今後も増加し、2040年以降に203の二次医療圏で在宅患者数のピークを迎えることが見込まれる。

⑥疾病構造
　2025～2040年に65歳以上が増加する二次医療圏（135）では、急性期医療需要が増加し、大腿骨骨折の入院患者数・手術件数が大幅に増加することが見込まれる。
　2025～2040年に65歳以上が減少する二次医療圏（194）でも、大腿骨骨折の入院患者

図表2 ▶ 医療需要の変化（介護需要の増加）

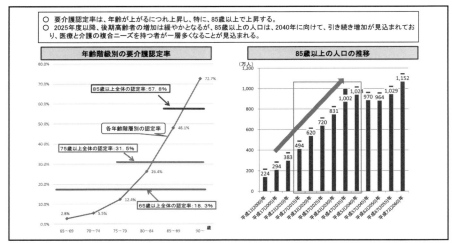

出典：2020年9月末認定者数（介護保険事業状況報告）及び2020年10月1日人口（総務省統計局人口推計）から作成

出典：将来推計は、国立社会保障・人口問題研究所「日本の将来推計人口」（平成29年4月推計）出生中位（死亡中位）推計
実績は、総務省統計局「国勢調査」（国籍・年齢不詳人口を按分補正した人口）

数・手術件数が大幅に増加することが見込まれる。

⑦要介護者

　要介護認定率は、年齢が上がるにつれ上昇し、特に85歳で上昇する。

　2025年度以降、後期高齢者の増加は緩やかとなるが、85歳以上の人口は2040年に向け引き続き増加し、医療と介護の複合ニーズを持つ高齢者が一層増加することが見込まれる。

⑧退院患者

　2025～2040年に65歳以上が増加する二次医療圏（135）では、65歳以上の退院患者のうち介護施設等への移行は34％増加、他医療施設への移行は18％増加が見込まれる。

　2025～2040年に65歳以上が減少する二次医療圏（194）では、65歳以上の退院患者のうち介護施設等への移行は16％増加、他医療施設への移行は微増が見込まれる。

（2）ポスト2025年の医療・介護提供体制の姿

　「ポスト2025年の医療・介護提供体制の姿」は、高齢者人口がピークを迎える中で、医療・介護の複合的ニーズを有する高齢者数は高止まりする一方で、生産年齢人口は急減するという局面において、患者・利用者など国民の目線から"実現が期待される（あるいは実現を望む）医療・介護提供体制の姿"として現時点で想像し得るものを描いている。

①3つの柱

1）医療・介護提供主体が連携し、必要な時に「治し支える」医療や個別ニーズに寄り添った柔軟で多様な介護が、地域で完結して受けられる。

2）地域に、健康・医療・介護等に関して気軽に相談できる専門職やその連携が確保され、さらにそれを自ら選ぶことができる。

3）健康・医療・介護情報に関する安全・安心の情報基盤が整備されることにより、自らの情報を基に、適切な医療・介護を効果的・効率的に受けることができる。

②ポスト2025年を見据えた医療機能

1）入院医療：4つの機能（高度急性期、急性期、回復期、慢性期）ごとに推計した病床必要量を含む地域医療構想を策定し、これに基づき医療機能の分化・連携の取り組みを進めている。

2）外来医療：地域の紹介受診重点医療機関の決定など、大病院への外来患者の集中を緩和する取り組みを進めている。

3）在宅医療：身近な地域での日常的な医療の提供や健康管理に関する相談等を行うかかりつけ医機能が発揮される制度の整備を行っていく。

③ポスト2025年の展望

高齢化の進行や人口減少には地域差があり、医療や介護の需要動向にも地域差がある。

医療・介護の提供主体の確保やサービス形態の工夫、再編検討なども含め、地域ごとに取り組む必要がある。

そのためには、地域ごとの状況分析や課題の把握、優先課題設定や対策を地域の関係者間で協議し、国や地方公共団体は伴走支援を行う必要がある。

同時にまちづくりの一環として、商業・金融・交通・労働・農業など分野横断的な連携を進める必要もある。

2 医療・介護を取り巻く環境の変化

我が国の医療・介護提供体制は、世界に冠たる国民皆保険を実現した「医療保険制度」と2000（平成12）年に創設された「介護保険制度」の下で整備され定着してきた。

しかし一方で、高齢化の伸展に伴う疾病構造の変化と、それに伴う医療・介護ニーズの変化によって、医療・介護提供体制を取り巻く環境は大きく変化しており、体制の再整備が急務となっている。

（1）地域医療構想の推進

①医療機能

1）医療機能の分化・強化・連携や、地域包括ケアシステムの推進、かかりつけ医機

能の充実等の取組みを今後も進めていく。

2）今般の新型コロナウィルス感染症の感染拡大により、医療提供体制に多大な影響が生じ、地域医療の様々な課題が浮き彫りとなり、地域における入院・外来・在宅にわたる医療機能の分化・強化・連携等の重要性、地域医療全体を視野に入れて適切な役割分担の下で必要な医療を面として提供することの重要性等が改めて認識されている。

3）当面、まずは、足下の新型コロナウィルス感染症対応に引き続き全力を注ぐとともに、質の高い効率的・効果的な医療提供体制の構築に向けた取組を引き続き着実に進めることが必要である。

4）一方で、この間も、人口減少・高齢化は着実に進みつつあり、医療ニーズの質・量が徐々に変化する。今後は、特に生産年齢人口の減少に対応するマンパワーの確保や医師の働き方改革に伴う対応が必要になることを踏まえ、地域医療構想を引き続き着実に推進し、人口構造の変化への対応を図ることが必要である。

②病床機能

都道府県は、病床機能報告制度を活用して、一般病床・療養病床を持つ全ての病院・診療所を対象に、二次医療圏ごとの施設数、病棟ごとの機能（高度急性期、急性期、回復期、慢性期）やそれぞれの病床数、休棟状況などを毎年把握し分析・調整・検証を行っている。

（2）地域包括ケアシステムの深化・推進

①深化・推進の必要性

後期高齢者の増加は、2025年度以降緩やかとなるが、85歳以上の人口は2040年に向け増加を続け、医療・介護双方のニーズを有する高齢者、認知症等の大幅な増加が見込まれる。

同時に、2040年に向け生産年齢人口が急激に減少し、その世代が流出する地方では介護サービスの人材不足が深刻化する。

介護サービス提供体制のあり方を変えて最適化していくことが必要である。

地域の実情に応じて医療、介護、介護予防、住まい、生活支援等が包括的に確保される地域を構築するため、地域包括ケアシステムを確立・維持・深化させていくことが必要である。

②深化・推進の視点

1）住み慣れた地域で日常に近い環境で暮らしを継続できること。

2）必要時に柔軟に（本人の希望、周囲の状況等に応じ選択が可能な）サービスを利用できること。

そのためには

３）各施設のサービスを選択したり一体的に利用できる制度面での検討が必要となる。

４）認知症とうまくつきあいながら地域で生活できる環境の整備が必要となる。

つまり、地域密着型の居宅サービス、グループホームの確保、入院期間短縮化、介護サービス受け皿、医療介護の連携が必要となり、またケアマネジャーが主体となっての地域資源の包括的提供の調整や介護予防、地域支援事業、地域の支え合いも必要となる。

3　変化する環境の中における各施設のあり方と役割

（1）公立病院

①公立病院に期待される役割

2015年「新公立病院改革ガイドライン」（厚生労働省）において、公立病院に期待される主な役割が以下のとおり明確化された。

１）民間の医療機関では立地が困難な過疎地域等（山間・へき地・離島など）で一般医療を提供する。

２）救急・小児・周産期・災害・精神など不採算・特殊部門に関わる医療を提供する。

３）地域の民間医療機関では限界のある高度・先進医療（高度がん専門、循環器病専門）を提供する。

４）広域的な医師派遣拠点（研修実施含む）としての機能を担う。

②公的医療機関等2025プラン（2017（平成29）年 厚生労働省）

新公立病院改革ガイドライン（2015（平成27）年）では、"公立病院以外の公的医療機関や特定機能病院、地域医療支援病院に期待される役割が不明確"だったため、公的医療機関等2025プランでは都道府県立や市町村立、特定機能病院、地域医療支援病院に求められる役割について示した。そして地域の政策医療（救急医療、小児医療、周産期医療等）を担う中心的な医療機関から役割を明確にし、それ以外の他医療機関についても中心的医療機関と連携を図り役割の明確化を図るよう求めた。策定対象は、公的医療機関、共済組合、健保組合、地域医療機能推進機構が開設する医療機関、地域支援病院、特定機能病院とし、それぞれが今後果たすべき役割、今後提供する医療機能、今後提供する医療の具体的な数値目標等を明確にすることを求めた。

１）都道府県立病院の役割

（a）高水準で専門性の高い総合診療を備え、都道府県内全域、あるいは複数の二次医療圏を対象に、行政的医療を適正に住民に提供する。

（b）地域医療構想の実現に向けて、他の医療機関との役割分担と密接な連携により、良質な医療サービスを確保し、地域医療を充実させる。

（c）そのほか　切れ目のない医療連携体制、医療人材の育成支援を実行する。

２）市町村立病院の役割

（ａ）民間病院等では担うことが難しい医療や、地域で不足している医療など、地域
　　　医療を支える医療を担う。

（ｂ）民間病院との機能分担や円滑な医療連携を推進することにより、限られた医療
　　　資源を有効活用し、多様化、高度化する住民の医療ニーズに応える。

３）特定機能病院の役割

（ａ）高度急性期患者の増加に対応するため、地域との連携を強化する。

（ｂ）急性期を経過した回復期患者を地域医療機関へ円滑に転院させられるよう地域
　　　医療機関との連携や患者の診療情報の共有の取組みを進める。

（ｃ）特定機能病院が担う医療機能・役割の理解を促す。

４）地域医療支援病院の役割

（ａ）紹介患者への医療提供、医療機器の共同利用などにより、住民が身近な地域で
　　　医療を受けられるように、地域のかかりつけ医師・歯科医師を支援、地域医療を
　　　確保するための施設設備を備える。

（ｂ）かかりつけ医を支援し、高度な検査、専門治療を担い、地域医療全体の充実・
　　　向上につなげる。

（ｃ）在宅医療、医療連携推進、地域医療従事者への研修実施など、地域医療の充実
　　　に向けた中核的機能を担う。

（2）民間病院

　高度急性期から急性期、急性期から回復期、回復期専門、高齢慢性疾患の療養、認知
症や精神疾患　等のように機能が多岐にわたっている。

　今後は、高齢者の救急搬送・救急医療の増加、在宅療養高齢者の増加、医療と介護双
方のニーズの増加が予測され、長期療養できる医療療養病床の確保が求められている。
つまり、円滑な医療連携の下で適切に医療を提供すること、精神科病院は一般診療科医
療機関と連携し、地域の実情を踏まえ介護医療院等への転換の必要性も検討することが
求められる。

（3）新たな介護保険施設（介護医療院）

　地域包括ケアシステムの強化のための介護保険法等の一部を改正する法律」が2017
年６月に公布され、介護保険法の改正に伴い、新たな介護保険施設として創設された。

　介護医療院の理念は「利用者の尊厳の保持」と「自立支援」であり、「地域に貢献し
地域に開かれた交流施設」としての役割を担うことが期待されている。

　また、介護老人保健施設や特別養護老人ホームと同様に「地域交流」が基本方針と
して位置づけられている。

すなわち、要介護高齢者の長期療養・生活のための施設である。

4　施設としてのサービスのあり方の変化

（1）デジタル技術の活用

①医療DXの活用

　医療DX（Digital Transformation）の活用とは、デジタル技術によって、ビジネスや社会、生活の形・スタイルを変えることとされる。

　厚生労働省では、医療DXの基盤となる「全国医療情報プラットフォーム」を創設し、電子カルテの標準化、診療報酬改定に伴う作業の効率化、感染症有事の対応等を推進するため、データヘルス改革推進本部の下に「医療DX令和ビジョン2030」推進チームを設置している。

②医療DXで実現される社会

　　1）本人同意の下で医療機関が診療情報を共有することで、切れ目のない質の高い医療が可能となる（オンライン資格確認システム、電子カルテ情報標準化等）。

　　2）生涯、自分の保健医療データを自分で一元的に把握できる（PHRの推進）。

　　3）デジタル化による業務効率化や人材の有効活用化が期待できる（診療報酬改定）。

　　4）保健医療データの2次利用による医療産業やヘルスケア産業の振興が期待できる。

（2）ロボット技術の活用

①医療施設におけるロボット技術を用いた搬送支援機器

　医療施設におけるロボット技術を用いた機器は、搬送を支援するものが殆どで、検体

図表3▶医療DXにより実現される社会（厚生労働省）

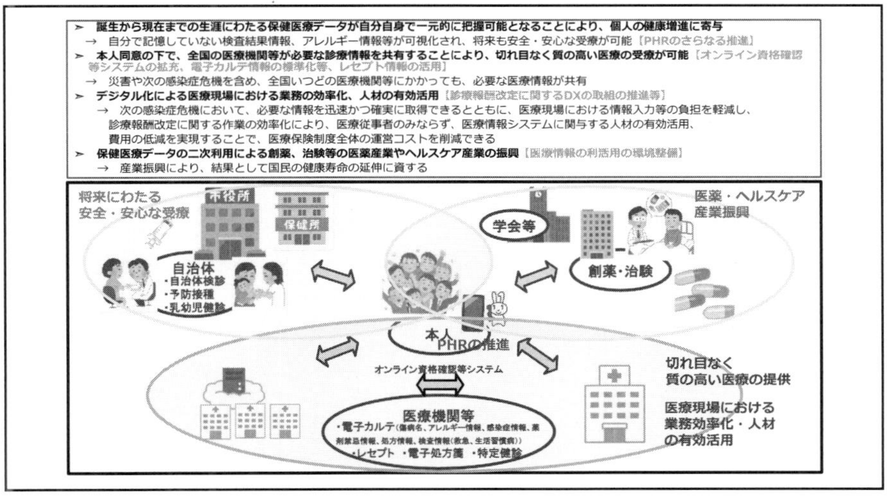

図表4▶ロボット技術を用いた搬送支援機器

メーカー	搬送物	目的
パナソニック	検体搬送、薬剤搬送	院内物品搬送
	薬剤搬送、診療材料搬送	院内物品搬送
日本シューター	薬剤搬送、検体搬送　等	院内物品搬送
川崎重工業	検体搬送	院内物品搬送
モノプラス	書類・医薬品等の軽量物品搬送	院内物品搬送
オムロン	手術用器材搬送　等	院内物品搬送
リーフ（Reif）	ベッド	ベッド搬送アシスト
川崎重工業	検体搬送	院内物品搬送

や薬剤・診療材料・手術用器材やベッドの搬送支援機器である。

　エレベータと連動する配膳車や搬送機器も存在したが、コストが高かったため普及しなかった。また、安全性確保のための専用エレベータ設置や専用廊下の設置に関しても、建設コストがかかるためほとんど実現しなかった。

　もちろん、ダビンチ（da Vinci：Intuitive Surgical社）に代表されるような手術支援ロボットは、2009年に薬事承認されて以降、急性期病院を中心に導入されている。

　今後、栄養部門におけるロボット技術が、どこまで、どのように開発・導入され、栄養部門で働くスタッフの業務効率性の向上に結び付き、働き方改革が実現されるかが注目される。

②介護分野におけるロボット技術を用いた支援機器

　介護分野におけるロボット技術の業務支援の領域は、移乗分野、移動分野、排泄分野、見守り分野、入浴分野に及ぶ。

　特に、要介護度が上がっても自立的な生活を続けるために必要となる支援機能として、歩行支援機器、排泄のための一連の動作を支援する機器、ロボット技術を用いて高齢者とコミュニケーションを支援する機器、ロボット技術を用いて高齢者の入浴のための一連の動作を支援する機器　等の開発が進んでいる。

　これらの支援機器は、介護施設に入所している高齢者にとっては、個人の尊厳が守られると同時に、介護施設で働くスタッフにとっても業務効率の向上に繋がることが期待でき、ひいては働き方改革を実現する手段の一つとして有効と考えられる。

図表5▶介護分野におけるロボット技術利用の重点分野

介護分野／ロボット技術を用いた支援機器

移乗支援	移動支援	排泄支援	見守り	入浴支援
○装着型支援機器 介助者の パワーアシスト	○屋外の歩行支援機器 高齢者の外出や荷物の運搬をサポート	○排泄物の処理 設置位置調整可能な排泄物処理	○施設 センサーや外部通信機器とロボット技術による機器のプラットフォーム	ロボット技術を用いた浴槽への出入りの一連の動作を支援する機器
○非装着支援機器 介助者の抱え上げ動作のパワーアシスト	●屋内の歩行支援機器 屋内の移動、立上がり、トイレ往復や姿勢保持をサポート	◎排泄予測 排泄を予測し適切なタイミングでトイレへ誘導	●在宅 転倒検知センサー、外部通信機器を備えたロボット技術を用いた機器のプラットフォーム	介護支援業務 見守り、移動支援、排泄支援はじめ介護に伴う情報を収集・蓄積し、高齢者に必要な支援に活用する
	◎装着型歩行支援機器 外出や歩行、転倒予防、等をサポート	◎動作支援 トイレ内での着脱等排泄の一連動作を支援	◎コミュニケーション ロボット技術を用いたコミュニケーション機器による生活支援	

○：2012年開発支援　●：2014年開発支援　◎：2017年開発支援

4．施設としてのサービスのあり方の変化　（2）ロボット技術の活用
経済産業省　産業構造審議会 経済産業政策新機軸部会資料より抜粋　改編

5　将来の施設のイメージ

（1）医療／病院・診療所

高齢の患者を念頭におきながら、将来の病院や診療所の施設をイメージすると、

1）外来部門においては、待合や診察室のイメージが変わることが予測される。

2）入院部門においては、病棟におけるベッド、トイレ、風呂（シャワー）の機能や仕様が変わることが予測される。

3）手術部門においては、ロボットや腹腔鏡下の手術がますます増えることが予想される。

4）栄養部門においては、AIを活用した栄養管理（臨床栄養＋給食）の実施が予想される。

5）さらに、栄養部門の施設全体においては、各種支援ロボットやIotやICTの導入が予想される。

（2）介護

①病院からの医療依存度の高い患者の受け皿となる医療と介護を一体的に提供できる施設の需要が高まると考えられる。

1）ホスピスケア型サービス付き高齢者向け住宅　（住宅型有料老人ホーム）

2040年に向け、高齢者の単身世帯の増加が見込まれており、自宅に代わり、在宅療養を提供するホスピス型住宅への需要は拡大する。

第1部　医療・介護の今後の動向

2）パーキンソン病（難病）に特化したサービス付き高齢者向け住宅 （住宅型有料老人ホーム）

　パーキンソン病を診断された中重度の人に対し、専門のリハビリテーションを提供し、出来る限り進行を遅らせながら、生きがいを持った生活を提供する施設である。病状が進行しても終の棲家となり看取りまでを行い、脳神経内科クリニックによる往診と訪問看護による医療サービスを提供する。

②介護施設としては、食事は経営上の負担が大きく、スタッフの確保が難しく、サービス高齢者住宅においては移動販売、ウーバーイーツ、配送スーパー等を利用することによって、入所者自身で好きなものを購入できるような環境を整備する施設も増えつつある。

最後に

　医療・介護を取り巻く環境の変化を社会的および政策的な側面に立って分析して、病院および高齢者施設のあり方と役割を考えなくてはならない。

　同時に、その過程において、病院および介護施設における病院・介護食のあり方を考え、将来における経営改革の構想を策定して、ハードおよびソフトの両面から実践することが求められる。第2部以降において、日本における病院・介護食のエキスパートから、その実践イメージを提案することとする。

出典一覧

図表1　人口動態実績と推計（1990〜2100年）：（出典）厚生労働省　第8次医療計画、地域医療構想について　「人口動態①2040年頃に65歳以上人口のピークが到来する」

図表2　医療需要の変化（介護需要の増加）：（出典）厚生労働省　第8次医療計画、地域医療構想について　「医療需要の変化⑤ 医療と介護の複合ニーズが一層高まる」

図表3　医療DXにより実現される社会（厚生労働省）：（出典）内閣官房医療DX推進本部　医療DXにより実現される社会（厚生労働大臣提出資料）

図表4　ロボット技術を用いた搬送支援機器：著者作成

図表5　介護分野におけるロボット技術利用の重点分野：経済産業省　ロボット介護機器開発・導入促進事業　研究開発プロジェクトの概要　「事業の概要 【重点分野】について」を改編

第 **2** 部

給食部門の問題点

石川祐一
茨城キリスト教大学 生活科学部 食物健康科学科 教授

第2部 給食部門の問題点

1 はじめに

　病院管理栄養士業務は、大きく「給食管理業務」「栄養管理業務」「栄養指導業務」に分けられる。過去における栄養部門の業務は給食管理業務が中心であり、栄養指導、栄養管理業務の占める割合はわずかであった。

　しかし2000（平成12）年の栄養士法改正で、管理栄養士業務が「傷病者に対する療養のため必要な栄養の指導、個人の身体の状況、栄養状態等に応じた高度の専門的知識及び技術を要する健康の保持増進のための栄養の指導を行うことを業とする者」と示されて以降、その流れが大きく変わってきた。それを顕著に表しているのが近年の栄養関連に関わる診療報酬改定の内容である。

　「栄養」をキーワードとする改定項目は2006（平成18）年には１件であったものが、以降増加し続け、2020（令和２）年には11件、2022（令和４）年には８件、2024（令和６）年には14件に増加している。そしてその多くは栄養管理・栄養指導に関するものであり、給食管理業務（食事療養費）に関する項目はわずかであった。しかし、病院の食事は治療の一環である以上、給食管理業務についてもあわせて考えていく必要がある。

　入院患者の食事代（食事療養費）は、人件費、食材費、水光熱費など物価上昇が続くなか約30年にわたりその金額は据え置かれ、やっと2024年診療報酬改定にて１食30円の引き上げが実現した。しかし、この見直しは「焼け石に水」と言っても過言ではない。

　この章ではこれまでの給食管理業務における診療報酬（食事療養費）の変遷を振り返りながら、給食部門が抱える課題について整理したい。

2 給食管理業務の変遷

（1）食事療養費について

　病院における基準給食制度が開始されたのは、1958（昭和33）年10月である。承認基準のポイントは、①栄養士によって給食が行われている　②患者の栄養所要量の確保、病状に応じて適切な内容のものが給与されている　③給食に関する記録の整備、などで

あった。

　1961（昭和36）年からは特別食の加算が認めれられるようになった。さらに1972（昭和47）年には給食加算30点が廃止となり、入院基本診療料とは別に給食料40点と基準給食加算15点が新設され、医療費としての扱いがされるようになった。

　その後、1978（昭和53）年2月からは医療食加算制度が始まった。この制度は、一部の企業のみが販売する栄養成分が表示された食品を一定割合使用することで加算が認められるという、理解に苦しむ加算であった。のちに独占禁止法違反にて排除勧告が出され、1996（平成8）年5月でこの制度は廃止される。

　一方、病院における給食業務は直営での運営が原則であったが、1986（昭和61）年4月からは病院給食業務の効率運営を目的に「委託給食」が認められるようになり、栄養部門は大きな変革の時を迎えた。病院の給食業務を委託する施設は年々増え続け2018（平成30）年における病院給食の委託率は67.5％となっている。

　さらに、病院で提供される食事に対する評価は「早い」「冷たい」「まずい」という言葉に代表される「病院給食三悪」と揶揄された時代があった。厚生省（現厚生労働省）は1992（平成4）年にこれらの改善のために、給食料に特別管理加算（夕食の18時以降の提供、管理栄養士の配置、温かい状態で食事が提供できる体制の整備）を新設した。この条件を満たした施設に対しては患者1人当たり10点（以降1994（平成6）年10月から入院時食事療養費に変更200円に増額）の加算が認められた。その後、この制度は全国の多くの施設が加算を取得している実態が明らかになり、平成18年に入院基本料の要件として包括化されることになる。

　時期は遡るが、平成6年10月からは、これまで診療報酬で評価されていた給食料等について、医療費抑制対策の一環として食事療養費制度が創設された（図表−1）。食事提供体制の違いにより食事療養ⅠとⅡに区分され、最も充実した体制の食事療養Ⅰで1日の食事療養費は1,900円となった。また、さらなるフードサービスの充実を目的に、選択可能なメニューの提供により選択メニュー加算50円が、食事を食べる環境の整備に対し環境加算として食堂加算50円/日が認められた。

　その後、平成18年には食事療養費制度の大きな見直しがあり、これまで1日あたりで請求していた食事代は、実態に合わせ1食ごとの請求へと見直しがされた（食事療養費Ⅰに関しては1,920円/日が640円/1食）。この改定により食事療養費に対する国の負担は約2割削減されたとの報告がある。

　しかし、この改定はのちに栄養部門の収支を悪化させる大きな要因となる。さらに同じ改定時に選択メニュー加算は、患者との同意による「特別メニュー加算」として設定され、その価格は基準価格（1食17円）が示されたものの、施設側が柔軟に設定できることになった。

　平成28年の改定においては、市販の濃厚流動食のみを経管栄養法にて提供した場合に

は食事療養費640円から約１割減額の575円の請求となり、さらに特別食として算定することができなくなった。この背景には市販の濃厚流動食を病院で購入する価格と食事療養費（640円）との間に大きな乖離があることや、過去には濃厚流動食は手作りされていた時期があったが今はほぼパッケージ化され、提供に対する手間がそれほどかからないことなどが理由とされた。

　令和６年診療報酬改定では、物価上昇に伴う食材費、水光熱費の高騰、超高齢社会による人材難（人件費の高騰）などがあり、食事療養費は670円（30円の患者自己負担増）に引き上げられることになり、現在に至っている。

（２）食事療養費の患者自己負担について（図表１）

　一般世帯における病院食の患者自己負担額は、医療費扱いであった平成６年９月までは３割負担（570円/日）であったが、平成６年10月に食事療養費制度が導入され、患者の負担は一部が自己負担となりその額は１日600円であった。

　さらに、その額は平成18年から760円、2001（平成13）年１月からは780円と段階的に引き上げられ、平成18年には食事療養費の算定方法そのものの見直しがされ、これまで１日分として算定されていたものが、喫食した分だけの算定（１食640円）となった。そのときの一部自己負担額は260円であったが、その後、2016（平成28）年４月からは360円、平成30年４月からは460円と保険給付は段階的に減額となる一方（380円⇒280

図表１▶「入院時食事療養費制度」発足以来の食事療養費等の変遷

	H6. 10月	H8	H9	H18	H24	H28
	1日当たりで算定			1食当たりで算定（食堂加算以外）		
入院時食事療養（Ⅱ）	1,500	1,500	1,520	506 (1,518)	506 (1,518)	506/455 (1,518/1,365)
入院時食事療養（Ⅰ）	1,900	1,900	1,920	640 (1,920)	640 (1,920)	640/575 (1,920/1,725)
特別食加算 注1	350	350	350	76 (228)	76 (228)	76/0 (228/0)
医療用食品加算	180					
特別管理加算 ・常勤管理栄養士の1名以上の配置 ・適時の食事提供（夕食は午後6時以降） ・保温食器等を用いた適温の食事提供	200	200	200	・常勤管理栄養士の1名以上の配置は栄養管理実施加算として評価 ・適時・適温提供は入院時食事療養（Ⅰ）の算定要件に	→	→
食堂加算	50	50	50	50	50	50
選択メニュー加算	50	50	50	注2		
（参考）栄養管理実施加算 ・常勤管理栄養士の1名以上の配置 （給食管理以外の栄養管理業務も対象）				12点	入院基本料に包括 （有床診については、H26改定で再度加算化）	→
備考			消費税対応 （3→5％）	平成18年度改定に向け、平成16年度に実態調査を実施 （平成18年度改定以降、実態調査未実施）	一般病棟入院基本料 （7対1入院基本料） 1,555点→1,566点 （栄養管理体制として11点分増点）	市販流動食のみを経管栄養法で提供した場合 ・食事療養費1割減額 ・特別食加算算定不可

注1　平成10年度改定で「高血圧症に対する減塩食」が、また、平成18年度改定で「経管栄養のための濃厚流動食」が対象外とされた。
　　　平成28年度改定で「てんかん食」が追加された。
注2　平成18年度改定以降は、入院患者の選択と同意による「特別メニュー加算」を設定（1食当たり17円を標準として、全額患者負担）**16**

出典：「入院時の食事療養に係る給付に関する調査結果（速報）概要」平成29年10月18日（水）、厚生労働省 診療報酬調査専門組織（医療技術評価分科会）

円⇒180円)、患者負担のみが増額されていくことになった。

　令和6年の食事療養費引き上げの原資30円はすべて患者の自己負担の増額であり、460円が490円となった。これらの一連の動きは近い将来食事療養費が全額自己負担になることへの布石ではないかともいわれている。

3　給食部門の収支

　給食部門の収支については、食事療養費が公定価格であることから、収入はある程度把握することができる。しかしながら、支出である食材の購入や人件費については、その施設の企業努力による影響があることから、単純に示せるものではない。

　厚生労働省は、2004(平成16)年と2017(平成29)年に、入院時食事療養の収支等に関する実態調査を行っている。平成29年時に調査を行った際には、平成16年と比較した結果も報告している。この報告書によると、一般病院における実態として、患者1人1日あたりの給食部門の収入は平成16年に比べ、全面委託、一部委託、完全直営とも減少している。その要因としては、食事療養費本体の収入および特別食加算の収入減少の影響が挙げられている(図表3)。

　また、支出と収支については平成16年と比べ全面委託、一部委託、完全直営とも増加しており、その要因としては光熱水費及び委託費の増加が大きく、全面委託では給食用

図表2▶「入院時食事療養費制度」発足以来の食事療養費等の変遷

		総額	自己負担	保険給付
H6.10	1日あたりで算定	1900円	600円	1300円
H8.10			760円	1140円
H9.4		1920円		1160円
H13.1			780円	1140円
H18.4	1食あたりで算定	640円 (1日当たり1920円)	260円	380円
H28.4			360円	280円
H30.4			460円(※)	180円

※介護保険の入所者の食費の基準費用額：約482円(1食当たり換算)

出典：第170回社会保障審議会医療保険部会「入院時の食事について」令和5年11月9日厚生労働省保健局

図表3 ▶ 給食部門の収入（一般病院（慢性期病院を含む））

> ○ 平成29年における患者1人1日当たりの給食部門の収入は、平成16年に比べて、全面委託、一部委託、完全直営とも減少しており、中でも全面委託での減り幅が最も大きい。
> ○ 収入減少の要因としては、食事療養費本体の収入及び特別食加算の収入の低下と、特別管理加算の廃止による影響が大きい。

表　患者1人1日当たりの給食部門の平均収入額（外部委託等別）　　（H16）との比較で10円以上減少した収入項目は下線で表示　　単位：円

	全面委託			一部委託			完全直営		
	H16	(H16)	H29	H16	(H16)	H29	H16	(H16)	H29
給食部門の収入	2,101	1,963	1,793	2,001	1,869	1,774	2,064	1,927	1,769
医療保険収入	2,066	1,928	1,736	1,987	1,855	1,754	2,021	1,884	1,740
入院時食事療養費※	2,066	1,928	1,734	1,987	1,855	1,753	2,021	1,884	1,739
食事療養費	1,787	1,656	–	1,686	1,562	–	1,743	1,615	–
食事療養費（市販流動食に係る減額適用者以外）	–	–	1,514	–	–	1,515	–	–	1,547
食事療養費（市販流動食に係る減額適用者）	–	–	157	–	–	137	–	–	113
特別食加算	105	97	61	101	94	77	106	98	64
食堂加算	22	22	28	24	24	33	19	19	22
特別管理加算【H18廃止】	146	146	–	168	168	–	148	148	–
選択メニュー加算【H18廃止】	7	7	–	7	7	–	4	4	–
特別メニューに係る食事収入	–	–	2	0	0	0	0	0	0
その他の給食関係収入	35	35	60	14	14	22	43	43	32
病院数		36	69		50	57		44	30
平均許可病床数		203	268		317	252		220	219

注1　医療療養病床の割合が全病床（介護療養病床を除く。）の60％以上の病院のうち、介護保険事業に係る収入が病院全体の収入の2％未満である病院を含む。
注2　(H16)は、食事療養費と特別食加算について平成18年度改定に伴う算定単位の変更（1日当たりから1食当たりに変更）を加味した場合の集計値（H16に10.16/3.65/3を乗じた値）。
※　入院時生活療養に係る食事療養費を含む。

出典：「入院時の食事療養に係る給付に関する調査結果（速報）概要」平成29年10月18日（水）、厚生労働省 診療報酬調査専門組織（医療技術評価分科会）

図表4 ▶ 給食部門の支出・収入（一般病院（慢性期病院を含む））

> ○ 平成29年における患者1人1日当たりの給食部門の支出は、平成16年に比べて、全面委託、一部委託、完全直営とも増加しており、中でも全面委託での増え幅が最も大きい。
> ○ 支出増加の要因としては光熱水費及び委託費の増加が大きく、全面委託では給食用材料費の増加も目立つ。
> ○ 収入減少と支出増加により収支は大幅に悪化しているが、中でも全面委託での収支悪化が著しい。

表　患者1人1日当たりの給食部門の平均支出額（外部委託等別）　　H16との比較で10円以上増加した支出項目又は10円以上悪化した収支は下線で表示　　単位：円

	全面委託			一部委託			完全直営		
	H16	H29	差	H16	H29	差	H16	H29	差
給食部門の費用	1,933	2,454	521	2,190	2,530	340	2,348	2,475	127
給与費	194	292	98	676	487	-189	1,166	1,102	-64
給食用材料費	126	231	105	562	497	-65	659	655	-4
医療消耗器具備品費	4	12	8	22	40	18	24	35	11
委託費	1,206	1,349	143	488	961	473	47	19	-28
設備関係費（減価償却費・各種貸借料）	109	76	-33	104	89	-15	113	82	-31
減価償却費	75	55	-20	95	74	-21	103	37	-66
経費	291	530	239	329	576	247	271	611	340
光熱水費※	273	502	229	291	539	248	208	566	358
その他の費用	2	6	4	8	4	-4	67	9	-58
収支差額	168	-661	-829	-189	-757	-568	-284	-706	-422
病院数	36	69		50	57		44	30	
平均許可病床数	203	268	–	317	252	–	220	219	–

注　医療療養病床の割合が全病床（介護療養病床を除く。）の60％以上の病院のうち、介護保険事業に係る収入が病院全体の収入の2％未満である病院を含む。
※　平成16年の値は、8病院の実測値から得た補正係数を用いた補正値。平成29年の値は、36病院の実測値から得た補正係数を用いた補正値。

出典：「入院時の食事療養に係る給付に関する調査結果（速報）概要」平成29年10月18日（水）、厚生労働省 診療報酬調査専門組織（医療技術評価分科会）

材料費の増加が挙げられている。その結果、収入の減少と支出の増加により収支は大幅に悪化している（図表4）。

この結果が報告された平成29年度第10回入院医療等の調査・評価分科会の議論では、この収支の悪化は構造的な問題であることのほかに、平成18年における算定方法の見直し（1日から1食への算定）に対する問題提起がされている。

「提供している食事は1食であるけれども、使用している固定費（厨房機器等）は単純に提供している食数ではカバーできないのではないか、それを単純に3分の1にして1食当たりにしてしまったことが、必然的に費用を賄い切れない状況にしたのではないか」と重要な意見が出されている。

いずれにしても、社会情勢が大きく変化しているなか、公定価格である食事療養費が約30年間据え置かれてきたことで、栄養部門の収支の大きな悪化につながっていったことが明らかとなった。

4　調理業務の進化

これまで述べてきたように、社会の状況が変化するなか、食事提供方法はさまざまな工夫がされてきた。

代表的な調理方法を図1に示す。クックサーブ、クックチル、ニュークックチル、真空調理、クックフリーズなどがあり、それぞれにメリット・デメリットがあることから、

図表5 ▶ 調理システム別の基本工程比較

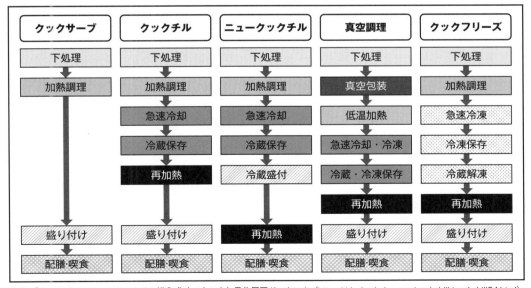

出典：「クックチル・ニュークックチル導入成功ノウハウ」電化厨房ドットコム（https://denkachubo.com/cookchill/cookchill04.html）を元に作成

どの方法で調理し食事提供するかは、その施設の特性に合わせて行われるべきであると考える。

　また、これまではすべての調理から食事提供までの工程を同一施設内で行っていたが、近年では業務効率化の一環としてセントラルキッチンにて調理を行い、サテライトキッチンに搬送し再加熱、盛り付け業務のみを行い食事提供する方法も導入されている。それぞれの調理方法に対する特徴を整理してみたい。

（1）クックサーブ

　病院で提供する食事は、これまではクックサーブ（食材の下処理から味付け・加熱などの調理・盛り付け・提供までをその場で行う）が中心であった。

　もちろんその場で調理し、食事提供をすることは、衛生管理上も提供される食事自体も最良の方法であることは否定できない。しかし、医療・福祉施設の食事提供は365日、3食が基本であり、朝食準備から夕食の洗浄業務終了まで、交代勤務を導入しても調理師（員）の業務負担は大きく、拘束時間も長くなりやすいといった問題があった。

　また、すべての時間帯で業務が平準化できないことから、日中の休憩時間が長くなることで、さらに拘束時間が延長されることも問題点の1つである。

（2）クックチル

　「クックチル」は、下処理したものを加熱調理し、その後冷却を開始し90分以内に中心温度を3℃以下まで急速冷却をする。冷却した料理を0〜3℃で衛生的に保存しておき、食事を提供するタイミングで最終加熱（再加熱）をし、盛り付け、配膳する調理システムである。

　調理作業の空き時間を利用し集中調理ができるため、調理員の作業の平準化が図れ計画生産ができることや、食品衛生管理の徹底が必須の要件であることから、衛生管理上も安心できるシステムである。一方で、厨房機器や温度管理システム導入による初期費用が高額になることや、冷蔵保存用のプレハブ設置に伴うスペース確保など、ハードの問題や作業工程が複雑になることなどが課題として挙げられる。

（3）ニュークックチル

　「ニュークックチル」はクックチルと同様に下処理し、加熱調理後90分以内に中心温度を3℃以下まで急速冷却をして、0〜3℃で衛生的に保存する。その後、空き時間を利用し冷蔵状態のまま食器へ盛り付け、カートへのセッティングまでを一連の流れで行い、カート保管庫に保管する。その後配膳車へセットし、配膳時間から逆算して自動で再加熱を行うシステムである。とくに朝食については、前日夜に提供する食事のセッティングが完了することから、朝食の調理作業の負担が軽減され大きなメリットとなる。

作業はクックチルシステム同様、すべての工程における温度管理が重要であることから、食品衛生管理の徹底が必須要件である。また、料理の冷却後はその温度を維持することが必要であることから、空調の効いた（冷却された）部屋での作業になることは、調理員にとって体が冷えるなどの負担が生じるといったデメリットが挙げられる。

また、クックチル同様厨房機器や温度管理システム導入による初期費用が高額になることや、冷蔵保存用のプレハブ設置に伴うスペース確保など、ハードの問題や作業工程が複雑になることなども課題である。

（4）真空調理

真空調理は、下処理済みの食材を調味料とともに専用の真空パックに入れて、袋のままスチームコンベクションオーブン等で95℃以下の低温で加熱調理する。加熱後は、ブラストチラーを使用して一気に急速冷却・急速冷凍することで、細菌の繁殖を抑えることが可能である。あとはそのまま保存しておき、食事提供前に再加熱し盛り付け、配膳する。味がしみやすい、栄養素が損なわれにくいことや食品衛生管理が優れている、業務効率化につながるなどのメリットがある。

（5）セントラルキッチンの活用

近年では上記2〜4の調理法を活用してセントラルキッチンにて集中調理を行い、冷蔵または冷凍状態のままサテライト施設に料理を配送し、そこで再加熱、盛り付け、配膳を行う施設も増えてきている。このような新たな対応が、サテライト側の厨房設備のコスト削減、調理師（員）の業務効率化、人件費抑制に貢献できるとも言われている。

5　給食部門における今後の課題

「病院の食事は医療の一環で提供されるべき」とされているにもかかわらず、これまで述べてきたように、病院の食事は診療報酬での取り扱いから食事療養費へ取り扱いが見直され、さらには患者個人の負担額が徐々に引き上げられるなど環境が大きく変わってきている。一方、食事代は食事療養費制度が導入された平成6年以降、1,900円からほぼ引き上げがされておらず、人件費上昇や物価上昇に食事療養費が追いついていないのが現状である。

令和6年度診療報酬改定にて1食30円の食事療養費の引き上げが行われたが、その財源は医療財源が逼迫している状況とはいえ、引き上げ分はすべて患者の負担増である（自己負担490円/1食）。また、30円程度の引き上げでは給食部門の赤字解消には遠く及ばないのが現状である。

平成28年4月から患者自己負担額が段階的に引き上げとなる記事が新聞に掲載された

際に、厚労省担当窓口に「病院の食事は治療の一環である」ことを示し、自己負担引き上げ反対の意見を日本栄養士会として申し入れたことがある。その際のやり取りで「介護施設はすでに全額自己負担となっているが、このことが原因で世の中では暴動などが起こったのか」とのコメントがあった。医療施設と介護施設を同様に考えていることや、暴動でも起こらないと意見は聞き入れられないものかと愕然とした記憶がある。

　今回の食事療養費引き上げは、物価や人件費の高騰、人材不足などへの対応となっているが、某給食委託会社が倒産し、食事提供ができなくなった施設の混乱ぶりがマスコミで大きく取り上げられたことも背景にあるのではないかと考える。超高齢社会を迎え、この流れは今後も続くことが考えられる。関係者が今後の食事提供についてどのように考え対応するのか、根本的に考え方を整理し対応されることに期待したい。

第 3 部

臨床栄養と給食管理

堀井三四郎
株式会社ミールシステム コンサル室 主任

第3部 臨床栄養と給食管理

序言

　本稿では、臨床栄養と給食管理をいかに両立していくかについて筆者の経験をもとに述べる。とくに、持続可能な給食管理を行うために、臨床栄養管理がどうあるべきかについて掘り下げていく。

　筆者の所感ではあるが、現状を分析すると「食事は治療の一環」の名のもとにオーダーメイドの臨床栄養管理を完遂するためにどのようにして給食管理を対応させていくかに重きが置かれている。しかし、そこには多大なコストや調理従事者への過重な負担が付きまとい、「2. 給食部門の問題点」（石川祐一）で述べられている通り、制度としてすでに破綻しているばかりでなく、担い手の不足・高齢化が大きな問題となっている。今まさに給食を持続可能なものにすべく、臨床栄養のあり方を再構築する必要がある。

　前半の項目1〜3では、その前段階として私たちが普段行っている栄養管理をどのように解釈すべきかを述べる。項目4以降の新しい臨床栄養のあり方を議論する上での基礎として位置づける。

　本稿が支点となり、管理栄養士の働き方について実務者レベルでも議論が深まり、職域全体が豊かになることを望む。

1　栄養素管理と栄養管理の違い

　「栄養素」と「栄養」の違いを構造的に説明する（図表1）。前者は食品に含まれる成分自体「モノ」を指す。後者はその栄養素を対象者が摂取し、消化吸収する過程「コト」である。

　次に、栄養素と栄養における「管理」とは基準に対してその範囲に収まっているかであり、重要としたい両者の違いは「そこに人の活動が介在するかどうか」である。つまり、前者は食事に含まれる栄養素が、ある基準に対して多いか少ないかを管理することに主眼が置かれている。一方、後者はその食事を摂取した対象者がどのように消化吸収し、摂取前と摂取後でどのような変化が生じ、それがある基準に対してどうなのかを管

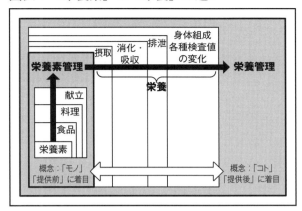

図表1 ▶「栄養素」と「栄養」の違い

理することである。あえて対比的に言い換えるのであれば、栄養素管理は提供（摂取）前に着目した管理、栄養管理は提供（摂取）後に着目した管理である。

2　管理における不明確な要素

では、管理する上で注目すべき要素は何が挙げられるか。ご承知の通り、栄養の性質上、薬物動態と比較しさまざまな要因が複雑にからみ再現性に乏しい。また、食事は工業製品ではないので厳密に同じ規格で製造することは不可能である。ここでは、それらを「不明確な要素」として定義し、管理を行う上で正しく認識し活かすことに努める。

（1）提供（摂取）前に起因する不明確な要素
①栄養素の算出方法の変更

日本の食品成分に関する標準的な情報は、日本食品標準成分表（以下：成分表）により提供されている。八訂からは「組成ごとのエネルギー換算係数」を用いた算出方法が取り入れられることになった（図表2）。

新しい算出方法が取り入れられることで、食品成分がより確からしい値に近づいていくこと自体は、間違いなく望ましい。一方で、今回の変更に伴い、少なからず現場に混乱を招いたのではないかと推察する。

2019（令和元）年度の国民健康・栄養調査の調査票データをもとに、1日約300gの「米・加工品」を摂取すると仮定した場合、摂取頻度が高い「精白米（食品番号：01088）」では、－36.0kcalの減少で糖尿病交換表におけるおよそ0.5単位に相当する。ここではその影響や当面の対応について論じるつもりはないが、我われが扱う栄養成分という数値は未来永劫において不変的なものではなく、時代や科学の進歩によって常に変化していくものであると認識しなければならない。

図表2 ▶ 組成ごとのエネルギー換算係数（出典：「日本食品標準成分表」第八訂）

食品成分	エネルギー		水分	たんぱく質	アミノ酸組成によるたんぱく質	脂質	トリアシルグリセロール当量	炭水化物	利用可能炭水化物（単糖当量）	食物繊維総量	糖アルコール	灰分	食塩相当量	アルコール	有機酸
	八訂	七訂	g	**g**	g	**g**	g	**g**	g	g	g	g	g	**g**	**g**
	kcal														
穀類／こめ／［水稲めし］／精白米／うるち米	156	168	60	2.5	2	0.3	0.2	37.1	38.1	1.5	-	0.1	0	-	-

※八訂成分表より抜粋 100g当たり

  八訂成分表で原則としてエネルギー値の算出に使用される成分
太文字 七訂成分表の方法でエネルギー値の算出に使用する成分

②食品の個体差や部位差

たとえばブリやマグロの大型魚では、背側を食べるか腹側を食べるかで摂取できる栄養素量は大きく異なる（図表3）。このことについて成分表では、分析マニュアルに記載されている食品群別の試料前処理法で説明されており、特定の部位に偏らず可食部の平均値となるように試料を採取していることがわかる[1]。また、同じ食品でも産地や品種による違い、個体差についてQ&Aで「あくまでも目安であり、個別の食品の成分を表すものではなく、標準的な食品の参考値である」と言及している[2]。

図表3 ▶ ブリの栄養素

食品成分			エネルギー	水分	たんぱく質	脂質	灰分
			kcal	g	g	g	g
魚介類／〈魚類〉／ぶり／成魚／生（七訂成分）			257	59.6	21.4	17.6	1.1
夏ぶり（氷見産）	頭部	背側	159	68.9	21.9	7.9	1.2
		腹側	187	66.6	21.1	11.4	1.1
	尾部	背側	137	72.1	22.2	5.2	1.2
		腹側	141	70.6	22.3	5.7	1.2
冬ぶり（岩瀬産）	頭部	背側	177	67.2	21.4	10.0	1.2
		腹側	229	62.2	20.0	16.5	1.1
	尾部	背側	144	70.6	21.8	6.2	1.2
		腹側	160	69.0	21.5	8.1	1.2

出典：富山県農林水産総合技術センター食品研究所「とやまの水産物機能性成分データー集」平成24年5月

つまり、実際に目の前に提供された食事の栄養素量が成分表の値で計算された栄養素量と完全に一致しないことが理解できる。ここで注意すべきは、「だから栄養素計算をすることは無意味である」と結論付けたいのではない。抑えなければならないのは算出される値はあくまでも目安の数字であり、それだけを捉えて基準と比較し評価するだけでは管理しているとは言えないということである。

（2）提供（摂取）後に起因する不明確な要素

同様に、提供後に起こる要素（図表4）と摂取後に起こる要素（図表5）について例示する。さまざまな要素が複雑にからみ栄養の個人差を生み出す。

①提供後

図表4▶配膳後に摂取され胃に送り込まれるまでに起こる要素

要素	説明	例
食欲と嗜好	どんなに栄養素的に優秀な料理であっても摂取されなければその料理の栄養素は無価値に等しい。	・活動量低下による空腹感の喪失 ・過去の食体験による忌避
精神状態	心理学の観点から悪影響を与え消化機能の低下や味覚異常等の栄養障害に繋がる。	・周術期のストレス過多 ・自律神経の乱れによる抑うつ状態 ・過度な痩身志向
食形態と調理法	健全な口腔機能や食材を調理し吸収しやすい料理に加工する技法により栄養性が変化する。	・咀嚼による食材細断と消化酵素との攪拌 ・切る、擂る、叩くといった物理的な調理技法 ・加熱による蛋白質の変性
栄養管理上の逸脱行為	栄養管理が給食提供のみで完結せず、意図しない他の手段で食品摂取が行われる。	・喫食者の自己調味 ・施設内売店での食料調達 ・家族、友人のお見舞い品

②摂取後

図表5▶消化管内を通過し排泄されるまでに起こる要素

要素	説明	例
食品成分の相互作用	料理に使う食品の組み合わせにより体内での栄養素の吸収や代謝に影響を与える。	・ビタミンDによるカルシウムの吸収促進 ・ビタミンEとビタミンCの相乗効果 ・低脂肪食による脂溶性ビタミンの欠乏症
病態	身体機能や代謝に関連する生理学的プロセスごとにバラつきがあり、多岐にわたる。	・クローン病や潰瘍性大腸炎による炎症や損傷 ・糖尿病や甲状腺疾患による代謝性疾患 ・悪性腫瘍やその治療による副作用
腸内フローラ	栄養素の代謝や吸収に影響を与えることが知られているが、その関係は未知数である。	・短鎖脂肪酸などの有用な代謝物を生成 ・特定のビタミンの合成
薬剤とサプリメント	食品同様に相互作用し影響を与えるだけでなく、直接消化機能に影響を及ぼす。	・胃酸抑制剤によるビタミンB12の吸収低下 ・一部の抗生物質による腸内フローラの攪乱 ・利尿剤による電解質の対外排泄

第3部　臨床栄養と給食管理

（3）栄養素管理と栄養管理は一致しない

　以上の通り不明確な要素を提供（摂取）前後に分けて例示したが、次の3点が見えてくる。

　①食品や料理に含まれる真の栄養素量は現時点でリアルタイムに知る術はなく、標準的な目安の値を代用している、②提供された食事がどの程度摂取・消化・吸収されて身体活動に利用できているかには著しい個人差が存在する、③栄養素管理・栄養管理どちらも現時点では正確に数値化して管理することは不可能である。

　ではその上で、不明確な要素を多く抱える栄養（素）を「どう管理していくのか」について議論したい。

3　栄養管理に対する考え方のパラダイムシフト

（1）戦中・戦後の栄養管理

　我が国の栄養士の歴史を遡ってみると、第2次世界大戦時に国民が厳しい食料事情から苦しい生活を強いられるなかで、いかに栄養素を確保するかを指導・徹底を図ることを目的として世に出た。また終戦後、外国に食料支援を求めるにあたり、人々の栄養の実態を把握する目的で初めての国民栄養調査が実施された[3]。

　このように初期の栄養士の命題は、必要栄養素量をいかに充足させるかにあったことが分かる。食品に含まれる栄養素を可能な限り確からしい値で算出し、より優秀な食品や部位を選び、損失が少なくなるよう調理し食べきることを主眼に置く、ある意味で提供前に起因する不明確な要素を重視して管理することが、栄養士の命題であったと考えられる。

（2）現代の栄養管理

　現代の私たちを取り巻く食環境は大きく様変わりした。食の欧米化が急速に進み、動物性たんぱく質や脂質の摂取量が増え、炭水化物や食物繊維が減少した。また、好きなものを好きなだけ食べられるため、栄養素摂取量の個人差も大きくなった。

　食生活等と密接な関連があるとされる、糖尿病・心疾患・がんなどの生活習慣病は大きな健康問題になっている。肥満者がいる一方で、女性のやせすぎもあり、さらに高齢者の低栄養がみられるなど、複雑化の一途をたどっている。

　これらの問題に対して、我が国は2000（平成12）年に、健全な食生活の実践方法をわかりやすく10項目に示した「食生活指針」を策定した。策定から16年が経過し、その間に食育基本法の制定、「健康日本21（第二次）」の開始、食育基本法に基づく第3次食育推進基本計画の作成等の食生活に関する幅広い分野での動きを踏まえて、2016年6月に食生活指針が改定された（図表6）。

図表6 ▶ 食生活指針

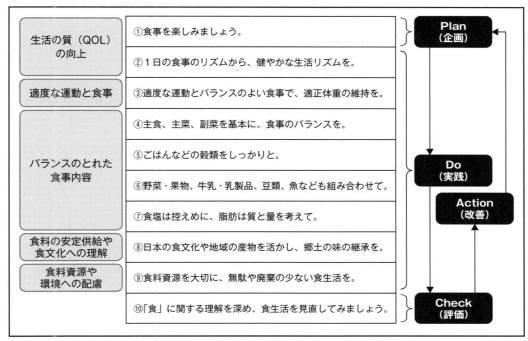

出典：食生活指針の解説要領
平成28年6月文部科学省,厚生労働省,農林水産省
institute.or.jp/wp/wp-content/uploads/2016/09/www.mhlw.go.jp_file_06-Seisakujouhou-10900000-Kenkoukyoku_0000132167.pdf

　内容からわかる通り、戦中・戦後の栄養管理とは明らかに管理の質が変化し、提供（摂取）後に起因する不明確な要素を重視していることがわかる。

4　提供(摂取)後を重視するために管理栄養士が取り組むべきこと

　時代の変化とともに、考慮するべきポイントが栄養素管理から栄養管理にシフトした。医療介護の現場においても、従来のおいしい給食を提供するための献立作成や調理を行う対物業務から、他職種と連携して患者の栄養課題を議論・解決する対人業務に変化し、栄養ケア・マネジメントをはじめとした栄養管理手法が広く取り入れられるようになった（図表7）。

　では、現代の提供（摂取）後に着目した栄養管理を行う為に管理栄養士が何を学びどういった視点を大切にして日々の業務にあたるべきか私見を述べる。

　※ここでは患者と表現するが、施設入所者などそれぞれの対象に読みかえて頂きたい。

（1）職務に必要な力（コンピテンシー）を高める

　多職種協働は現在の医療や福祉・保健活動の実践において必須要件となっている。その上で欠かせないのが医療保健福祉分野の多職種連携コンピテンシー（図表8）である。

　教育背景や専門性の違う他職種と円滑にコミュニケーションを行い、患者中心のケアを実行するために「自らの職務を全うする」「自職種を省みる」「他職種を理解する」「関係性に働きかける」能力を磨くことが求められる[4]。

①顔を合わせる機会を増やす

　オンライン化が進んだ世の中においても、実際の医療現場では依然として顔を合わせ

図表7▶栄養ケア・マネジメントをはじめとした栄養管理手法

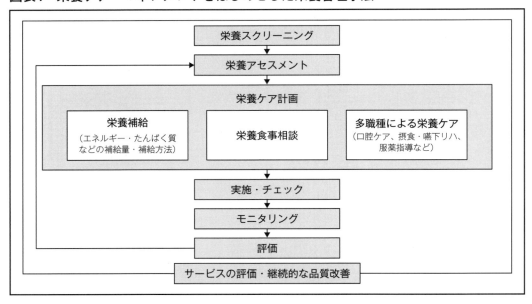

た業務が主流である。取り扱う情報が専門性の高いものが多く、患者の背景などデリケートなテーマを議論する場面では、声以外の仕草や表情による細かなニュアンスも含まれるため、顔を合わせる意義は大きい。

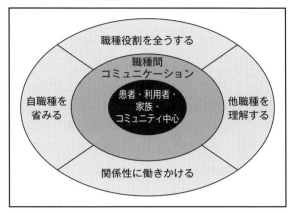

図表8 ▶ 多職種連携コンピテンシーモデル

そこで、比較的参加しやすい代表的な場として各種カンファレンスを実施している病院は多いため、まずはそこから参加してみることを勧める。近年はフロア担当制を推し進めていることも相まって、難易度は低いと考える。

②患者に関する共通の話題をもつ

カンファレンスに参加すると、しばしば「患者がどんな状態になることを目指すか＝ゴール」について議論される場面がある。当然、管理栄養士もこのゴールを共有しGROWモデル（図表9）に沿ってチームとして支援することができる。

たとえば、ゴールを「転倒に注意し安全に歩行器を使えるようになる」と設定した場合、他職種と患者の日常的な雑談のなかから「来週、友達がお見舞いにきてくれる」という情報を得ていたなら「お見舞いに来てくれるお友達をエレベーターホールまでお迎えに行けるように練習しましょうか」や「そのためにしっかり食事を食べて体力をつけ

図表9 ▶ GROWモデル

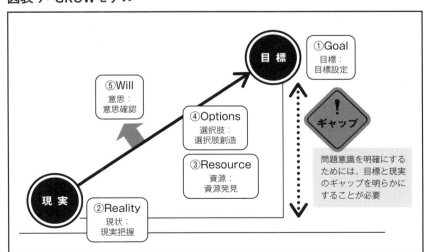

出典：『最新医療経営PHASE3』2020年11月号、佐藤文彦

第3部　臨床栄養と給食管理　039

ておかないとですね」と動機付けできる。単に練習しましょう、食べましょうと伝えるよりも、自然にゴールを目指すことができる。

カンファレンス参加に限らず、日常的な雑談に積極的に加わるなど、患者の療養生活を支えるケアの輪に入り込む工夫ができることが望ましい。

③他職種の仕事内容を知る

ケアの輪に入りこむと、他職種に接する時間も増える。雑談の目的は単に情報を共有するだけにとどまらず、他職種の業務に対する理解を深める貴重な機会となる。自分たち以外の職種がどういう役割なのか、もしくは、その職員がどのような視点を大切にして職務にあたっているかを把握することで、コミュニケーションに活かすことができる。

困ったときにも相手の状況を加味して相談を行うことが出来るため頼りやすくなる。

④出来ることの境界を広げる

他職種の業務への理解を深める方法で、もっとも近道となるのは実際にやってみることに尽きる。食事に関連するものであれば、食事介助が挙げられるだろう。一般的に介護士（看護師）の仕事との認識が多いと思われるが、管理栄養士がやってはいけないという理由はない。もちろん、事故に繋がらないように事前にレクチャーを受ける必要はあるが、自ら実践すると介護士が何を大切にして業務にあたっているのかを理解でき、患者の食べる癖やペース、残食量などの情報も得られ、他職種との情報共有にも役立つ。

このように、前述の視点でフロア業務に目を向けると、できることはいくつも発見できる。筆者が実践したなかでも、トランス介助（車いす移乗）や足浴などは、患者からも他職種からも喜ばれた。実際にやってみると得られる情報が多いうえに、管理栄養士がやっているのを面白がってくれる他、管理栄養士ならではの視点でのケアから他職種が刺激を受けることもあった。患者を知り他職種を知るツールとして、できることの境界を広げることを勧める。

（2）結果を重視する

結論から述べると、管理栄養士は「提供後に着目した結果重視の栄養管理」を行うべきである。これだけ複雑化した患者を取り巻く食環境において、栄養素管理を行っていくことはもはや不可能である。であれば、料理や献立といった栄養素管理は可能な限り統合し、アバウトに提供して患者がどうなったかのモニタリングに心血を注いでいくべきである。

管理栄養士の臨床での役割として重要なものに栄養のIN-OUTチェックがある。IN（インプット）とは、これまで述べてきたように食物を摂取し消化吸収する過程を指す。OUT（アウトプット）は主に排泄になるだろう。

①INの詳細を知る努力をする

　貴施設で、患者の目の前まで最終的に配膳を行っているのはどの職種になるか。一般的には介護士もしくは看護師が多く、栄養科職員は厨房から配下膳カートを引き、各フロアの所定の位置にセットして終わりという施設がほとんどではないかと想像する。

　せっかく最後まで作り上げた食事という指導媒体を、患者に手渡しする部分で管理栄養士が携われていないのは非常にもったいない。実践するにあたって特別なスキルは必要なく、食札に従って誤配膳に気を付けながら行えばよい。もちろん、一言「食事できましたよ」と声掛けができれば素晴らしい。先述の通り、コミュニケーションの一環でもあり、くり返すことで患者の変化に気づくこともできる。

　下膳からは、さらに得られるものが多い。その最たるものが、リアルな喫食量をモニタリングできることだろう。喫食量のチェックは熱型表やフローシートと呼ばれる看護記録からも読み取ることができる。しかし簡易的な記載が多く、"10・5"といった主食と副食で分けて何割摂取かという定量的なものに留まることが多い（図表10）。

　栄養的な目線で見ると、副食の5割摂取といっても未摂取が主菜なのか副菜なのか、メインなのか付け合わせなのかで、全く話は変わってくる。その点、管理栄養士が下膳を行えば一目で喫食量から大まかな栄養素摂取状況の傾向が見えてくる（図表11）。

②OUTの詳細を知る努力をする

　OUTとして通常は、排便、排尿、発汗等が挙げられる。さらに病的状態では、気管吸引量、胃瘻排液量、ガーゼ浸出液量などの処置に伴う損失や、発熱・痙攣による熱量消費が含まれ、INと同様に看護記録からある程度拾うことができる。

図表10▶この施設では全量摂取の"全"と表記されている

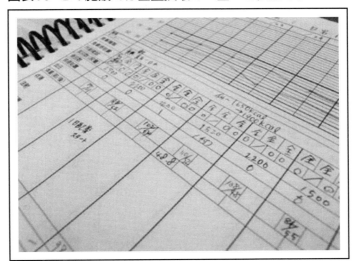

図表11▶配膳時（左）と摂取後（右）　トレイの状況からさまざまな情報を読み取れる

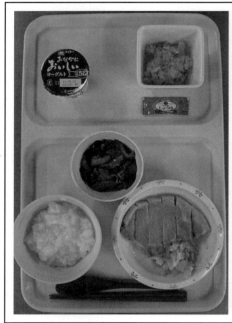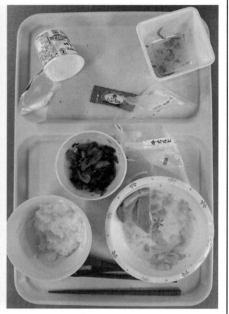

出典：筆者実施の院内学習会用に準備した模倣例

　近年では「ブリストルスケール」と呼ばれる便性状を視覚的に評価するツールが浸透しており、栄養サポートチームのマニュアルに採用されるなど以前よりは詳細な情報を共有しやすくなっている（図表12）。
　栄養的な視点で、排泄から得られる情報は多い。量や形状、色、臭いから、栄養素の消化吸収状況をある程度推測することができる。たとえば、臭いが強いということは消化不良や特定の食品の消化が効率的でない可能性がある。
　栄養状態の評価に有用な排泄のチェックではあるが、多職種での情報の共有は進んでいない印象がある。日常的に写真で残せればよいのだろうが、衛生・倫理的な観点から作業が煩雑化してしまい現実的ではない。したがって、必要だと思うのであれば自らの目で確認するのが最良である。
　こちらも食事介助と同様に、オムツ交換やトイレ介助を通して自然な流れで合理的に排泄をチェックすることができる。とはいえまったくの未経験からすぐにはじめるのは難しく、心理的ハードルも高いだろう。そこで、まずは補助から入ることを勧める。全介助の大柄な男性や陰部洗浄が必要な場合、体位変換を行いながら処置をする必要があるため2人体制である場合が多い。主介助者の指示を仰ぎながら補助が出来るので、自然に振る舞うことができる。ベッドサイドで使い捨てエプロンを準備している職員を見かけたら「手伝います」と声をかけるとよいだろう。

図表12 ▶ ブリストルスケール

非常に遅い (約100時間)	1	コロコロ便		硬くてコロコロの 兎糞状の便
	2	硬い便		ソーセージ状であるが 硬い便
消化管の 通過時間	3	やや硬い便		表面にひび割れのある ソーセージ状の便
	4	普通便		表面がなめらかで柔らかい ソーセージ状、あるいは 蛇のようなとぐろを巻く便
	5	やや軟らかい便		はっきりとしたしわのある 柔らかい半分固形の便
	6	泥状便		境界がほぐれて、ふにゃふ にゃの不定形の小片便 泥状の便
非常に早い (約10時間)	7	水様便		水様で、固形物を含まない 液体状の便

③摂取栄養量ベースでの栄養管理

　栄養素管理が統合された献立をアバウトに提供し、どの程度摂取できたか、そのほか
に摂取できたものはあるかも含めてまずはINとして可能な限り丁寧に拾う。そしてOUT
の状況と照らし合わせて評価することを重視できれば、管理栄養士の臨床活動は有意義
なものになると考える。

図表13 ▶ 栄養のIN-OUTチェック

	Aさん	Bさん	Cさん	
従来の食事指示カロリー	1600kcal	1680kcal	1500kcal	食事せん献立統合
給食提供カロリー		1600kcal		
摂取量のチェック	副食は全量摂取 主食は半分残している	全量摂取 ドーナツ摂取と 自己申告あり	副食は全く 手がついていない 主食は佃煮で全て食べた	
給食摂取カロリー	1200kcal	1600kcal	750kcal	提供後を重視した管理
患者持ち込み食	－	ドーナツ小袋 100kcal	のり佃煮 25kcal	
トータル摂取カロリー(IN)	1200kcal	1700kcal	775kcal	
排泄・消費のチェック (OUT)	便は正常である 平熱である	下痢がみられる ガーゼを頻繁に交換	便秘である 体温上昇がみられる	
評価	体重は変わらなかった	体重減少がみられる	体重減少がみられる	
対応 (体重変動に限った場合)	今の食事内容を維持	食種を1800kcalに変更 下痢の原因を検討	栄養補助食品を試行 食事内容を変更	

第3部　臨床栄養と給食管理　　043

患者個々の栄養管理を提供栄養素量ベースで捉えるのではなく、摂取栄養量ベースで管理することが望ましい。全体像を例示する（図表13）。

（3）ニーズに応える

多職種連携コンピテンシーを意識したコミュニケーションを実践し、結果を重視した栄養管理を行うことで患者と他職種のニーズを満たすために解決すべき課題が見えてくる。それに対し限られた資源（ヒト・モノ・カネ）と時間を有効活用し、栄養の専門職として応えていくことが、今後の臨床栄養ケアの軸になっていく必要がある。以下に取り組み事例を示す。

①管理栄養士完結型のリアルタイムな食対応

患者の食に対する要望は多岐にわたる。また状況は常に変化しているため即応性が求められる。何気ない日常会話から課題解決の糸口を探り、完璧に準備できなくても自身の可能な範囲で取り組み素早くリアクションできることが重要である。取り組みを例示する（図表14、15）。

患者側のニーズ：食を通じて満足感を得たい
他職種のニーズ：モチベーションを上げるために患者の要望を叶えてあげたい

図表14▶ 食欲求への素早い対応がリハビリの動機付けに繋がった事例

情報収集	・脳梗塞後遺症で軽度の嚥下障害がある ・補助食品ばかりで食事に飽きていた ・午後の言語聴覚訓練中に昔よく通っていた中華料理屋の餃子が食べたいとの声あった
管理栄養士としての行動	・翌日の昼食帳票の主菜調理数を変更 ・退勤前にスーパーで冷凍餃子の買い出し ・翌日、昼食前に厨房で冷凍餃子の再加熱を行う ・ベッドサイドへ配膳 ・とろみの調整
他職種との調整	・言語聴覚士とプランニング ・フロアへ食事内容の申し送り ・調理師へ調理機器の使用時間の調整
反応	・十分な栄養摂取には至らなかったが満足感得る ・継続的なリハビリへの動機付けに繋がる

図表15 ▶ 形のある餃子をスプーンですくって笑顔

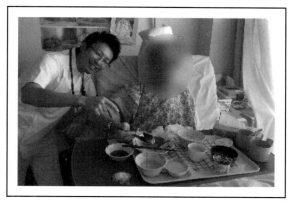

②療養上の共通課題の解決

　加齢とともに表れる身体・精神機能の低下は個人差があるものの共通しており特に高齢者が集まりやすい集団では、転倒転落、せん妄、排泄障害、廃用などの課題が挙がりやすい。医療の質を高めるためにチームの一員として管理栄養士の視点でこれらの課題に取り組んだ事例を示す（図表16、17）。

> 患者側のニーズ：単調な療養生活に楽しみが欲しい
> 他職種のニーズ：生活リズムをつけるために目的意識をもって車椅子に乗せたい

図表16 ▶ 積極的なコミュニケーションが患者共通課題の発見に繋がった事例

情報収集	・患者が夜間不眠がひどく日中覚醒が悪い ・看護師より覚醒目的で車椅子に移乗させるが手をかける時間がない ・やることがなく車椅子上でも寝てしまうので動機付けが必要 ・介護士より一職種で出来るレクリエーションには限界がある
管理栄養士としての行動	・フロア運営会議にて調理レクリエーションを提案 ・材料を発注しコスト計算をして簡易レシピとパンフレットを作成 ・厨房業務を肩代わり、休憩時間を調整して補助の厨房職員を捻出 ・進行役として主旨と衛生注意点を説明
他職種との調整	・栄養管理に支障のない範囲であればと医師に許可を得る ・セラピストとリハビリ時間との調整を確認 ・補助を行うフロア職員、看護学生の役割分担
反応	・陰性症状の一時的な緩和があった ・患者同士で他者への配慮（社会性）がみられた ・リハビリ戻りで普段なら部屋に直帰される方もデイルームで過ごされた

図表17 ▶ 臥床しがちな患者もこの日は楽しく桜餅作り

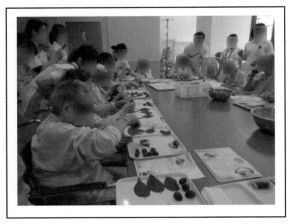

5　施設管理者に求められる臨床で管理栄養士がうまく立ち回る為の環境整備

　提供後に着目した栄養管理を行うために、管理栄養士としての姿勢と取り組むべきポイントについて具体的に述べてきた。すでにより専門的な提供後に着目した栄養管理にシフトし発展させている施設も多いだろう。しかし、全国的に見れば、まだまだ未熟な栄養科組織が大半を占めているのではないかと邪推する。

　その理由として、①栄養管理のパラダイムシフトでも述べた通り管理栄養士としての働き方が大きく変化したこと、②我が国の管理栄養士養成校が医療スタッフを養成する保健系よりも家政系に分類される施設が多く[5]（図表18）現代の栄養管理に必要な教育が行き届いていないこと[6]から、臨床での管理栄養士のあるべき姿が十分に形成されていないと考えられる（図表19）。

　卒後教育においても、看護師や介護士のような多人数職場では身近なところに学ぶべきロールモデルがおり、プリセプター制度のような教育システムが充実しているが、管理栄養士の場合、少数職場ゆえに身近に学ぶべきロールモデルが不足していることも考えられる。この点については、2000（平成12）年の栄養士法改正により管理栄養士の業務が明確化され、教育カリキュラムについても新体系になった[7]。

　近年では、管理栄養士の臨床進出が奨励されており、診療報酬・介護報酬の両面で積極的な算定が可能になった他、複数配置が求められる傾向にある。しかしながら、肝心の理想とすべき身近なロールモデルが依然として不足しているために、仮に新体系で育った新卒管理栄養士が着任しても、旧体系のカリキュラムで育ったロールモデルを参考にしてしまい、臨床栄養管理への理解が進まない事態に陥っているのではないかと想像する。

図表18 ▶ 2020年度管理栄養士養成施設の帰属学部・学科に係る分類調査の結果

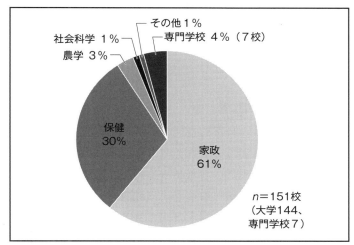

2020年度管理栄養士養成施設151校（大学144校、専門学校7校）の学部・学科について、文部科学省「令和4年度学校基本調査」の学科系統分類表の学科名を基に、「人文科学」「社会科学」「理学」「工学」「農学」「保健」「商船」「家政」「教育」「芸術」「その他」の11分類のいずれに該当するかを分類した。
出典：病院第81巻8号2022年8月、医学書院

図表19 ▶ 管理栄養士の業務のイメージ

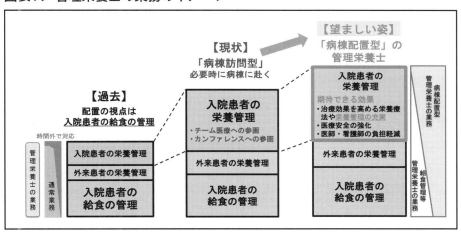

出典：第496回 中央社会保険医療協議会 総会資料、令和3年11月12日、厚生労働省、一部改変

第3部 臨床栄養と給食管理

事実、国際栄養士連盟が養成教育の最低必須条件として提唱する専門的な臨地実習500時間には遠く及ばず180時間に留まっており[8]、酷い施設では食器洗浄などの厨房補助業務に振り分けられてしまう事例も聞かれる。

　そこで、施設組織として戦略的に管理栄養士を育てるための環境整備を進める必要がある。以下は具体的な方策を述べる。

（1）ワーキングスペースの誘導

　フロア滞在時間が長くなれば、日常的な臨床ケアに触れ学ぶ機会が増える。もっとも簡単な方法は居場所をつくることで、フロアステーション内に専用デスクを配置すればよい。スペースの確保が難しければ、看護師や介護士、薬剤師等と同様にカルテカートを配布する形でもよい。また、栄養科事務室には臨床業務用に作業スペースを設けないように改修すると同時に、電子カルテ端末は給食管理専用のみとすることが望ましい。

（2）既存の教育制度の活用

　管理栄養士は十分な臨床教育を受けたことがないという前提に立ち、入職後に臨地実習を行うつもりで受け入れる必要がある。新たに組織するには人的余裕はないため、施設内にすでにある教育システムに管理栄養士も組み込む方法が簡便である。

　看護師に多いプリセプターシップやサポーター制度等は、多人数職種には比較的整備されている。当然、他職種が栄養に関する指導をすることは不可能であるが、一方で自身の職種のあるべき姿や基本的な手技についてはある程度共有することができる。管理栄養士が出来ることの境界を広げる意味でも大いに役立つと考える。

（3）全職員共通業務の策定

　管理栄養士に限らず、フロアにいる全職員の誰もが実施できる業務を組織として規定することが望ましい。たとえば、ベッドサイドで栄養相談をしている際に、介助が必要な患者が尿意を催した場合、介護職員をわざわざ呼びに行くのは非効率である。医師の業務の一部を他職種に任せる業務移管（タスクシフト）が進んでいるのであれば、他職種間でもタスクシフトまたはシェアすべきである（図表20）。誰もが出来るという事実

図表20▶タスクシェアが比較的可能な日常生活動作に関する業務例

主に従事する職種	業務
看護師	食事摂取量の記録
介護士	食事配膳、食事介助、口腔ケア、体位交換、トイレ介助
リハビリセラピスト	自立度の高い歩行訓練、補助食器のセッティング、口腔体操の実施
薬剤師	服薬の補助

が管理栄養士にもフロア職員の一員であるという自覚を促す。

（4）フロアミニキッチンの構築

　患者の要望に寄り添うためには、リアルタイムな対応が必要である。「翌週に対応します」や「対応できるか検討してみます」では、気持ちが離れていってしまい、後に対応できたとしても感動を与えることは難しい。認知機能が低下した患者ではなおさらである。そのため、可能な限り素早くコンパクトに対応できる仕組みを準備しておくことが望ましい。

　一部の病院では病棟に調理機能を持たせたパントリーを設置している施設も見受けられるが、導入のハードルは高い。

　簡便かつ安価に対応するのであれば、再加熱用のIH調理器もしくは電子レンジ、完全調理食品を保管するための冷凍冷蔵庫の２点で十分に対応できる。洗浄は小規模なシステムシンクを設置するか栄養科厨房に下膳する形とする。多人数への提供は想定せず、あくまで個人対応をスピーディに行うためと割り切り、わざわざフロアで食材を切って一から調理する必要はない。

　通常栄養科厨房でもストックしているゼリーやアイス類、比較的希望されやすい市販の冷凍食品やクックフリーズを導入している施設であれば、提供ロス品などをストックし、必要に応じて給食提供時間に関係なく適宜選択し提供する。これなら厨房にわざわざ戻らなくても管理栄養士のみで対応が完結でき、フロア常駐時間も延ばすことができる。当然、材料費管理は必要であるため、予算化しておくことが望ましい。

6　持続可能な給食管理を目指した新しい臨床栄養管理のあり方

　ここまで、これからの管理栄養士がどうあるべきかについて私見を述べてきた。コミュニケーションスキルを磨き、摂取後に着目し結果を重視することで、栄養素管理から脱却し、より詳細な個別性の高い臨床栄養管理を行うことができるようになる。

　ただし、このままでは旧態依然とした個別対応を偏重する臨床栄養管理とあまり変わらず、フロアで得た情報をもとに、さらに細分化した対応を給食管理に負担させてしまうことになりかねない。くり返しになるが、摂取後に着目し結果を重視するのであれば、食種や献立は統合するなど給食へのフィードバックがなくてはならない。同様に、個別性の高い臨床栄養管理を行いたいのであれば、対応の一部を給食管理から分離させるなど、厨房業務負荷を取り除く方向に発想がいかなくてはならない。

　給食管理を合理化し持続可能な形で運営するために、臨床現場でどう立ち回るべきかについて最後に述べる。

（1） 臨床栄養管理は患者の要望だけを叶えるものではない

　臨床栄養管理における個別対応とは、患者の嗜好に全面的に対応することと誤解してはいけない。仮に脂質異常症の患者が「青魚が嫌い」というだけで魚禁対応にしてしまっては、レストランのウエイターと変わらず専門職としての存在価値はない。青魚の摂取量が動脈硬化発症が発症の一因になり得ること、好き嫌いを減らしましょうと教育するのが管理栄養士の仕事であり、患者のニーズである。それと同時に、他職種にもの前述の対応を標準化できるように、啓発する役割も担わなければならない。

（2） そのアレルギーは本当にアレルギーか

　入院受け入れ時の食物アレルギー対応のフローチャート整備は必須である（図表21）。
　整備できていない施設では、聴取者の場当たり的な判断による対応で除去レベルが不均一なうえ、対応内容の記録がなく、万が一症状が出ても原因物質の特定が困難などの問題がみられ、調理作業が煩雑化する要因となる。
　一方で、整備できていても肝心のアレルギーの鑑別方法が既往歴のヒアリングに偏りすぎている場合には、誤った対応に繋がる。代表的な例として、青魚アレルギーとヒスタミン中毒が挙げられる。ヒスタミン中毒は症状がアレルギーと類似しており間違えやすいが、切り身魚の常温放置などの不適切な管理によるヒスタミン産生菌の増殖が原因であるため、適切に管理さえすれば再現性はない。「昔、青魚を食べてアレルギー出

図表21▶入院受け入れ時の食物アレルギー対応のフローチャート

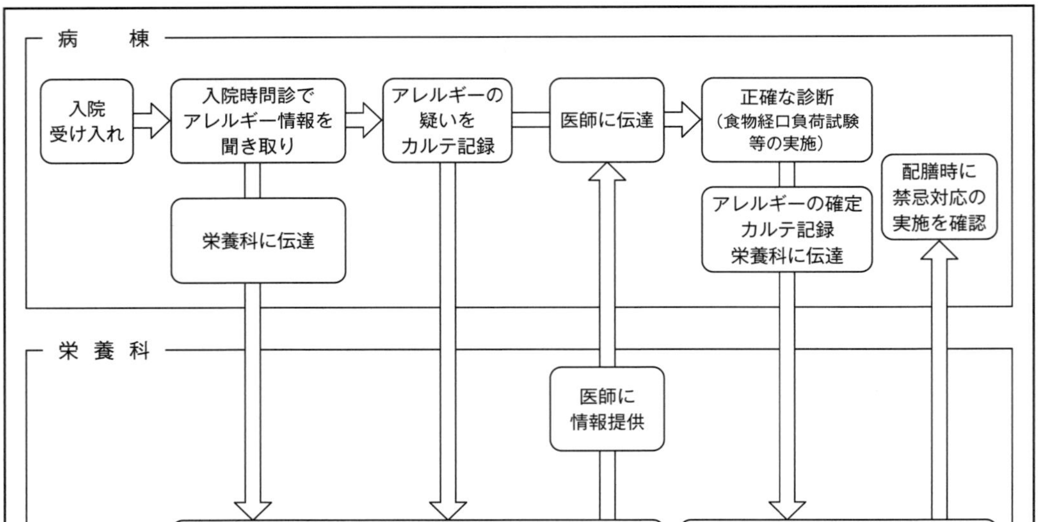

ちゃって」という一言を鵜呑みにしてしまうと、調理作業を煩雑化させる一因になってしまう。

食物アレルギーの診療の手引き2023では、「正しい診断に基づいた必要最小限の原因食物の除去」と謳われている[9]（図表22、図表23）。正しい診断について改めて議論する必要がある。

（3）ひとつ対応を増やすならひとつ減らす意識をもつ

患者の嚥下機能にあわせた食形態を整備することは大切なことである。近年では、日本摂食嚥下リハビリテーション学会嚥下調整食分類2021（図表24）により、施設間基準の統一化も進んでいる。

とろみ剤の技術進歩により、カットやミキサーにかけるだけの従来の方法にはなかった粘度の調整やソフト食のような再形成が可能になった。しかし調製の幅が広がった一方で、際限なく細分化した場合は調理作業の煩雑化や衛生的なリスクの拡大、少量多種

図表22▶食物アレルギー患者管理の原則

①正しい診断に基づいた除去
　食べると症状が誘発される食物（原因食物）だけを除去する。
②症状を誘発しない範囲のアレルゲン摂取
　原因食物によっては、症状が誘発されない "食べられる範囲" までは食べることを目指す。
③安全の確保
　十分な誤食防止対策を行う。そのために周囲の人たちの理解も促す。
④必要な栄養摂取
　食物除去に伴う栄養摂取不足を未然に防ぐ。
⑤QOLの向上
　生活上の負担や不安を軽減し、生活の質（QOL）を高めることを目指す。
⑥誘発症状への対応
　症状が誘発されても適切に対応できるようにする。

出典：食物アレルギー研究会「食物アレルギーの診療の手引き2023」

図表23▶原則として除去不要の食品

	除去不要の食品
鶏卵アレルギー	卵殻カルシウム
牛乳アレルギー	乳糖、牛肉
小麦アレルギー	醤油、酢、麦茶
大豆アレルギー	大豆油、醤油、味噌
ゴマアレルギー	ゴマ油
魚アレルギー	かつおだし、いりこだし
肉類アレルギー	エキス

※重症者では上記食品の一部で症状が認められたという報告もある。
出典：食物アレルギー研究会「食物アレルギーの診療の手引き2023」より引用改変

図表24▶日本摂食嚥下リハビリテーション学会嚥下調整食分類2021

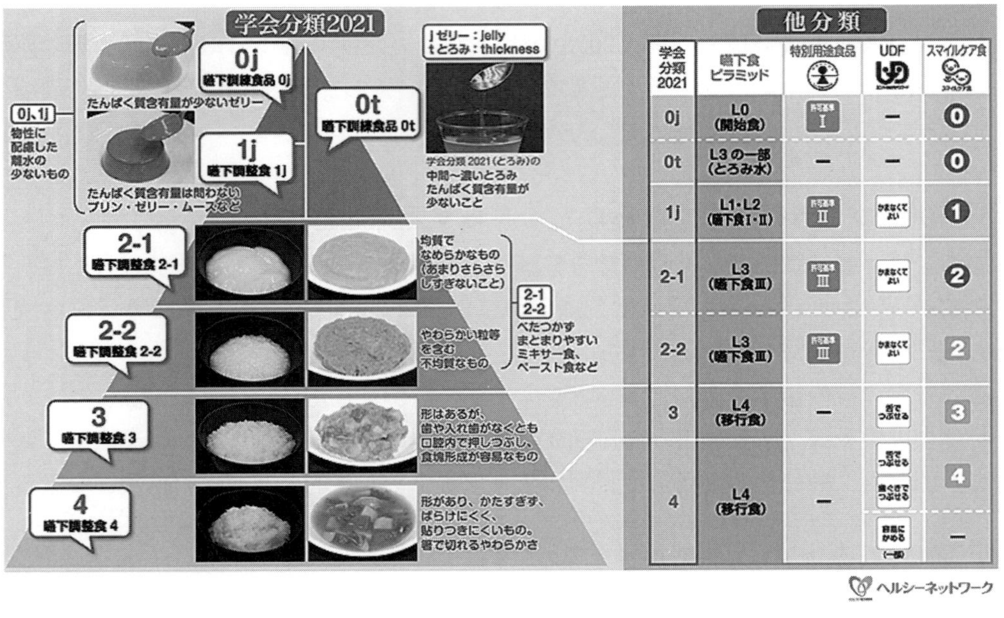

出典：ヘルシーフード「栄養指導Navi」
https://healthy-food-navi.jp/?post_type=search&p=75

の調製による栄養素の希釈化と食材ロス問題などが付きまとう。

　そこで、何事にも新しく取り組む場合には、増やした分だけ、もしくはそれ以上に対応を減らす意識をもつことが必要である。とくに他職種は、背景にある調理作業工程が見えていない場合がほとんどである。給食管理を加味した他職種とのコミュニケーションや調整能力が求められる。

（4）締め切り時間は守れているか

　通常、食事内容変更のオーダリング締切時間が各施設で設定されていると思われる。その目的は食材の準備と調理計画を確定し、食事の品質と安全性を保つためである。

　締め切り時間が極端に遅い場合には、トレイメイクが終わった後に追加オーダーが出ることになる。給食は計画調理であるため、予定食数を上回る場合には材料を再度準備する必要がある。実際には予備食という形で増加を見込んだ食数を準備するため、一定数までは対応できるが、予備食を完全に予測することは不可能なため食数ロスが発生する。提供間際の急なオーダーが多くなれば心理的負担が増し、つくりすぎを助長し食材費を圧迫する結果に繋がりかねない。

　こうした事態を防ぐためには、余裕を持ったオーダーに努めなければならない。締め切り時間の前倒しを検討することや、食下げは直後の食事から／食上げは一食後の食事

からといったオーダー内容でスクリーニング、直前の食事追加は軽食で対応等のルールを整備し直すことが望ましい。管理栄養士は、フロアでオーダリングにフィルターをかける役割を果たさなければならない。

（5）栄養量未達は本当に悪か

　日々、臨床栄養活動を行っていると、食事摂取量をチェックした時点で推定エネルギー必要量に満たない患者に接することがある。その際、一般的な対応として補助食品を付けることが多い。もちろん追加した補助食品を食べられればよいが、往々にして補助食品も残してしまうケースをよく見かける。そうすると、手を変え品を変えて何とか食べてもらえるような工夫を行うのだが、なかなか長続きしない。

　食べてもらえるような努力をすることは正しいことだが、高齢になればなる程どうしても無理が出てくる。無理やり食べさせることは倫理的にも健康的にも問題があると言える。そこで、難しい問題ではあるが、共通の認識の下、方向性を定め適切な食事プランや支援への切り替えを検討する必要がある。そのなかで食事摂取量は非常に重要なモニタリング項目である。患者が現状で摂取できる限界点を示すことは、管理栄養士の大切な役割である。

　必要栄養量を満たせないことを恥じる必要はなく、むしろ漫然と補助食品を付け続けることの方が悪である。正しく評価することの重要性を認識し、他職種にフィードバックしていくと同時に、食支援の方向性を提示できる存在になる必要がある。

出典一覧

1)　日本食品成分表分析マニュアル―文部科学省
2)　日本食品標準成分表に関するQ&A - 文部科学省
3)　日本栄養士会　沿革
4)　医療保健福祉分野の多職種連携コンピテンシー―interprofessional Competency in Japan
5)　病院第81巻8号2022年8月　医学書院
6)　平成29年度管理栄養士専門分野別人材育成事業「教育養成領域での人材育成」報告書
7)　管理栄養士・栄養士養成施設カリキュラム等に関する検討会報告書について　平成13年2月5日　厚生労働省健康局総務課生活習慣病対策室
8)　諸外国における栄養士養成のための臨地・校外実習の現状に関する調査研究,日本栄養士会雑誌54：556-565,2011
9)　厚生労働科学研究班による食物アレルギーの診療の手引き2023

第 **4** 部

給食システム
ソリューション

第 1 章
**部門運営の現状と今後の
ベクトルとグランドデザイン**

第 2 章
給食マネジメントシステム
窪田 伸
株式会社ミールシステム 取締役会長

第 3 章
給食システム構築の方法
窪田孝治
株式会社ミールシステム 代表取締役社長

第 4 章
**栄養基準・食事基準の標準化（平準化）と
献立計画に関する試案**
上原 好
株式会社ミールシステム コンサル室
荒井綾子
株式会社ミールシステム

第 5 章
HACCP の実践
鬼頭美妃
株式会社ミールシステム コンサル室 室長

第 6 章
新調理システムと調理の効率化
高野 誠
株式会社ミールシステム 常任顧問

【資料】新調理システム使用機器に
関する参考データ
鬼頭美妃
株式会社ミールシステム コンサル室 室長
三好恵子
女子栄養大学 名誉教授

第 7 章
**ハイブリッド（組み合わせ）／
アッセンブルシステム**

第 8 章
キッチンレスシステム

第 9 章
セントラルキッチンシステム

第 10 章
AI とロボットシステム

第 11 章
BCP システム
窪田 伸
株式会社ミールシステム 取締役会長

第1章 部門運営の現状と今後のベクトルとグランドデザイン

第4部 給食システムソリューション

　給食システムソリューションとは「給食が抱えている問題を解決する方策・手法」を指すが、その前に現状の問題点を明記し、そのうえで今後のベクトルとデザインを述べる。

1　部門運営

（1）現状問題点

①労働力不足

　生産者年齢（15〜65歳未満）人口の減少は社会問題となっているが、具体的にその推移を見てみよう。

図表1▶生産者年齢の推移

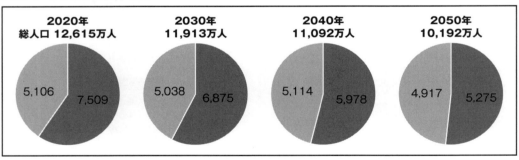

出典：厚生労働省『令和4年版 厚生労働白書「第2-（1）-1図 我が国の生産年齢人口の推移と将来推計」をもとに作成

　2020年から2050年までの減少率は、総人口が約20％、生産者年齢人口は約30％であり、総人口減と比べ、生産者年齢人口減が顕著である。

図表2 ▶ 部門スタッフデータ／年齢別構成の推移

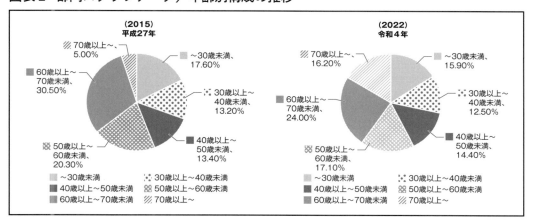

50歳以上〜70歳未満の構成比が70歳以上に移行。70歳以上スタッフの退職後は運営の厳しさは増大する

年齢区分	平成27年	平成28年	平成29年	平成30年	令和元年	令和2年	令和3年	令和4年	平成27年・令和4年の差
〜30歳未満	17.6%	17.5%	16.7%	15.9%	15.6%	16.0%	16.6%	15.9%	−1.7%
30歳以上〜40歳未満	13.2%	13.0%	13.0%	13.2%	12.8%	12.7%	12.5%	12.5%	−0.7%
40歳以上〜50歳未満	13.4%	13.4%	13.7%	14.0%	14.3%	14.5%	14.3%	14.4%	＋1.0%
50歳以上〜60歳未満	20.3%	19.1%	18.3%	17.9%	17.4%	17.1%	16.8%	17.1%	−3.2%
60歳以上〜70歳未満	30.5%	31.3%	31.5%	30.0%	27.5%	25.8%	24.7%	24.0%	−6.5%
70歳以上〜	5.0%	5.6%	6.9%	9.0%	12.5%	13.9%	15.0%	16.2%	＋11.2%
60歳以上の割合	35.5%	36.9%	38.4%	39.0%	40.0%	39.7%	39.7%	40.1%	＋5.6%

（出典：2024年度（令和6年度）診療報酬改定に係る「入院時食事療養費の見直しと要望について」公益社団法人日本メディカル給食協会会長 平井英司、2023.06.30）

　7年間の推移を見ると、60歳以上の構成比が2015年は35.5％、7年後の2022年は40.2％に急上昇している。スタッフの高齢化と生産者年齢の減少は顕著であり、今後、人手の争奪は不可避である。

図表3▶人員配置に状況に関するデータ

施設種別	受託件数	運営状況	件数	割合	(目安)
病院	3,678件	充足	1,020件	27.7%	…月間の時間外で30時間以上のスタッフはいない
		欠員あり	1,622件	45.2%	…月間の時間外で30時間以上60時間未満のスタッフがいる
		多数欠員	948件	25.8%	…月間の時間外で60時間以上のスタッフがいる
		撤退も検討	48件	1.3%	…人員確保の見通しがこれからも立たず、撤退を検討している

（出典：(公社) 日本メディカル給食協会作成・厚生労働省提出「入院時食事療養費の式上げに関する要望につきまして：業界を取り巻く環境及び給食委託契約金額の現状」2023年）

②給食経営コストの上昇と赤字拡大

1）人件費

　　働き手の減少は、需要と供給から考えると、賃金は確実に上昇を続けていく。現在、国による最低賃金は、2023年度は1,004円（最低賃金／全国加重平均）、2024年度は50円アップの1,054円、2030年半ばは1,500円が予定されており、大変大きな問題である。

2）食材費

　　日本の食料自給率（カロリー比）は、38％と先進国の中で最低水準であり、多くの食品を海外に依存している。日本人が昔から食べてきた米は97％、野菜79％、魚介類52％と比較的高いが、今後、農業・漁業従事者の減少が懸念され、高値安定化が続くと思われる。

　　ここで、労働力・人件費・食材費等の推移データを紹介する。

図表4-A▶労働力・人件費・食材費等の推移

	2013年度	2022年度	上昇率（倍）
食材費価格（税込／円）	700	751	1.07
人件費（最低賃金／加重平均（円））	764	961	1.26
1人当たり人件費（円）	1,290 (2015年度)	1,487	1.15
正社員比率（%）	26.7 (2015年度)	33.9	1.27
年齢別構成（60歳以上／%）	35.5 (2015年度)	40.1	1.13
契約単価（税込／円）	1,719 (2015年度)	1,997	1.16

（出典：(公社) 日本メディカル給食協会作成・厚生労働省提出「入院時食事療養費の式上げに関する要望につきまして：業界を取り巻く環境及び給食委託契約金額の現状」2023年）

図表4-B▶食材費（1食当たり）

出所：一般社団法人全国公私病院連盟（2021年度）　　　　　　　　　　　　　　　　　　　　　　　　単位：円

病院の種類、病院規模	2018	2019	2020	2021	2022	4年間値上率
総　　数	274.4	268.4	272.6	279.3	290.5	1.059
一般病院	274.9	269.6	272.6	278	291.1	1.059
20～99床	282.8	295.3	268.7	258.6	313.9	1.1
100～199	266.1	276.6	279.2	283.5	274.2	1.03
200～299	267.6	277.4	282	283.6	295.3	1.104
300～399	266.3	262.5	262.5	278.6	286.6	1.054
400～499	280.5	263.7	272.2	276.2	285.2	1.017
500～599	275.3	280.8	291.2	276.5	288.8	1.049
600～699	302.7	280.7	252.6	286	312.5	1.032
700床～	261.2	219.6	262.1	251.2	300.2	1.149
精神科病院	264.1	243.9	273.8	322.7	276.7	1.047

2022年度：総数871.5円（3食換算）

図表4-C▶価格

（単位：％）

項目	2022	2023
食料	104.4	112.9
生鮮食品	106.7	114.6
生鮮食品を除く食料	104.1	112.6

出所：総務省統計局2023年（令和5年）平均総合指数は2020年度を100として

調理食品8.7%、乳卵類16.0%、肉類6.7%、穀類7.5%、生鮮魚介9.6% UP

3）光熱水費

　多くの施設では、給食施設で単独の子メーターを設置していないため、具体的なデータはない。算出には、概算として100円（1日3食）または施設内面積比で算定することが多い。近年、エネルギーコスト（電気・ガス・水道等）は、国の補填により高値安定傾向にあるが、不安定な状況が今後も続くことが想定される。

　セントラルキッチン実績値（4施設）アンケート調査によると、1食当たり12.34円〜45.83円とバラつきがあった。45.83円と割高なのは食器洗浄が原因と考えられる。

図表5 A▶セントラルキッチンの光熱水費

Aセントラルキッチン（電化、一部ガス／バルク配送）　　　　　　　　　　　単位：円

A施設	年　月	2021年8月	2022年2月	2022年8月	2023年2月
	月間食数（食）	132,637	122,007	131,049	119,617
	電気料金（月）	1,401,664	1,431,253	1,998,952	2,005,404
	〃（1食あたり）	10.6	11.7	15.3	16.8
	ガス料金（月）	37,066	111,271	51,523	114,135
	〃（1食あたり）	0.3	0.9	0.4	1.0
	水道料金（月）	106,425	107,459	115,472	112,112
	〃（1食あたり）	0.8	0.9	0.9	0.9
	灯油料金（月）	－	－	－	－
	〃（1食あたり）				
	合計	1,545,155	1,649,983	2,165,947	231,651
	（1食あたり）	11.6	13.5	16.5	18.2

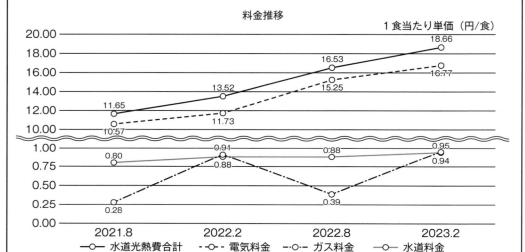

電気料金値上率：2021年8月～2023年2月　1.6倍
ガス料金値上率：2021年8月～2023年2月　3.4倍
水道料金値上率：2021年8月～2023年2月　1.1倍
合計料金値上率：2021年8月～2023年2月　1.6倍

出典：株式会社ミールシステム

図表５ B▶セントラルキッチンの光熱水費

Ｂセントラルキッチン（電化、一部ガス／バルク配送）　　　　　　　　　　　　　　　単位：円

A施設	年　　月	2021年8月	2022年2月	2022年8月	2023年2月
	月間食数（食）	206,251	186,891	207,908	185,667
	電気料金（月） 〃　（1食あたり）	1,560,193 7.6	1,349,820 7.2	2,173,887 10.5	2,106,273 11.3
	ガス料金（月） 〃　（1食あたり）	6,480 0.03	8,000 0.04	6,350 0.03	8,300 0.04
	水道料金（月） 〃　（1食あたり）	188,604 0.9	176,180 0.9	148,492 0.7	177,244 1.0
	灯油料金（月） 〃　（1食あたり）	―	―	―	―
	合計 （1食あたり）	1,755,277 8.5	1,534,000 8.2	2,328,729 11.2	2,291,817 12.3

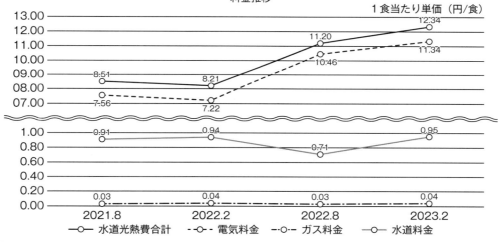

電気料金値上率：2021年8月〜2023年2月　1.5倍
ガス料金値上率：2021年8月〜2023年2月　1.3倍
水道料金値上率：2021年8月〜2023年2月　1.04倍
合計料金値上率：2021年8月〜2023年2月　1.4倍

出典：株式会社ミールシステム

図表5 C▶セントラルキッチンの光熱水費

Cセントラルキッチン（電化、一部ガス／バルク、シャトル配送）　　　　　　　　　単位：円

A施設	年　　月	2021年8月	2022年2月	2022年8月	2023年2月
	月間食数（食）	74,495	69,889	78,203	71,783
	電気料金（月） 〃　（1食あたり）	847,508 11.4	937,049 13.4	1,326,609 17.0	1,946,962 27.1
	ガス料金（月） 〃　（1食あたり）	586,116 7.9	381,859 5.5	926,192 11.8	848,654 11.8
	水道料金（月） 〃　（1食あたり）	363,774 4.9	379,790 5.4	532,514 68.0	492,132 6.9
	灯油料金（月） 〃　（1食あたり）	— 	— 	— 	—
	合計 （1食あたり）	1,797,398 24.1	1,698,698 24.3	2,785,315 35.6	3,287,748 45.8

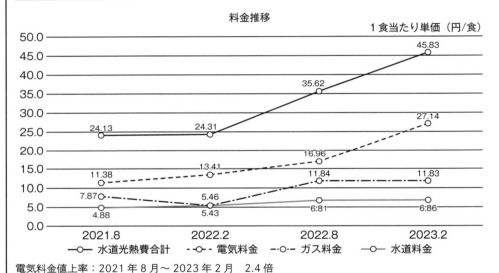

電気料金値上率：2021年8月～2023年2月　2.4倍
ガス料金値上率：2021年8月～2023年2月　1.5倍
水道料金値上率：2021年8月～2023年2月　1.4倍
合計料金値上率：2021年8月～2023年2月　1.9倍

出典：株式会社ミールシステム

図表5 D▶セントラルキッチンの光熱水費

Dセントラルキッチン（オール電化／バルク配送）単位：円

A施設	年　月	2021年8月	2022年2月	2022年8月	2023年2月
	月間食数（食）	74,427	70,254	76,272	67,511
	電気料金（月）	1,141,934	824,822	1,718,743	1,731,580
	〃（1食あたり）	15.3	11.7	22.5	25.6
	ガス料金（月）	—	—	—	—
	〃（1食あたり）				
	水道料金（月）	200,124	187,617	194,799	190,011
	〃（1食あたり）	2.7	2.7	2.6	2.8
	灯油料金（月）	92,398	333,800	196,752	510,938
	〃（1食あたり）	1.2	4.8	2.6	7.6
	合計	1,434,456	1,346,239	2,110,294	2,432,529
	（1食あたり）	19.2	19.2	27.7	36.0

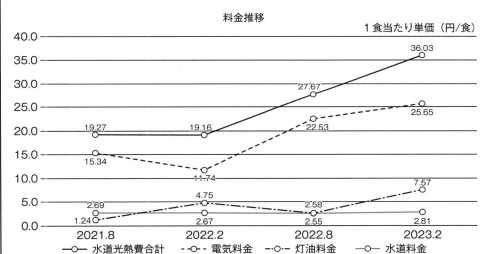

電気料金値上率：2021年8月〜2023年2月　1.7倍
ガス料金値上率：2021年8月〜2023年2月　1.04倍
水道料金値上率：2021年8月〜2023年2月　6.1倍
合計料金値上率：2021年8月〜2023年2月　1.9倍

出典：株式会社ミールシステム

③食事生産性

食事療法の多様化・個別化が進み、人手を要する作業体系となっている。

●500床病院事例
病院機能；急性期
平均在院日数：9日
1日当たり庭訓食数：350食（食稼働率69％）
メニューサイクル：21日
栄養基準（成分別・病態別混在）合計：170種
　一般食（成人・小児）60種、特別食79種、ドック食他31種
個別対応（アレルギー・嗜好）38％
禁止コメント数（マスター）109種

主食：米飯8種（80～200g）
　　　玄米5種（80～180g）
　　　おむすび4種（100～240g）
　　　軟飯4種（100～240g）
　　　全粥17種（200～300g／分粥、重湯、ペースト含む）
形態食（6段階）：フル・ソフト・セミ・きざみ・ペースト等
形態食加工割合；22％
行事食：25日/年

　始点となる現状を総括すると、「ヒトはいない、モノは上がる、収益は悪化。一方、食事は多様化、労働生産性は低下、今後の継続が疑問視される」となる。

2　今後のベクトルとグランドデザイン

　現状認識が出発点となる。客観的な視点から、喫食者（患者・入所者・利用者）に今後、継続的に食事を提供し続けるための方策を紹介する。

（1）栄養基準の統一

　わが国では、病院・介護施設の栄養基準は施設個々で策定され、運営している。全国で統一の基準化が要請される。統一化が、現状の課題を打破する原点であり、関係諸団体での検討をお願いしたい。

（2）スケールメリットの追求

①食材・食品の購入一元化

　給食会社においては、各事業所で使用する食材・食品を、一部の生鮮品を除き、本部・本社等でとりまとめ、集中的に購入している。一方、各ヘルスケア施設では、単独で実施し割高な仕入れに終始している。医療・福祉グループ法人も同様なケースが散見される。

　人件費とともに、運営コストの約50％を占める食材費の安価購入は、収益改善への大きなテーマであり検討を要する。

②食事生産の一元化・外製化

　これまで、多くの施設は自家生産完結型であったが、近年、給食会社はもちろんのこ

と、グループ法人でのセントラルキッチン設営や、介護施設などにおいては外製化（完調品）の動きが顕著となっている。これはまさに、現課題である人手不足と収益改善が背景にあると推測される。

図表6▶給食システムバリエーション

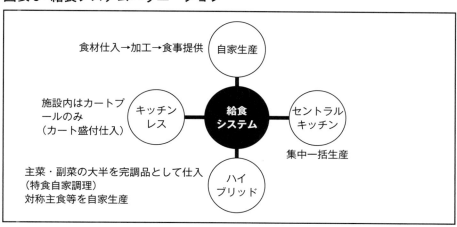

③食事生産の傾向

　給食システムの今後のベクトルとデザインは現状の延長線上にあり、キーワードは「少人数・収益改善」にあることは論をも待たない。人とお金が枯渇する現状と将来展望を考えると自明の理ではないだろうか。

　自動車や家電等の製造分野の多くは、すべて自前の工場で生産するのではなく、多くのパーツや部材を外部企業や関連工場が生産し、本社工場での組み立て・検査後に製品として出荷している。

　自動車の場合、1台当たり3万個の部品からできている。ヘルスケアの食事は1食1献立あたり〈主菜・副菜・副々菜・汁物〉、50種程度の食材・調味料により構成されている。食材・食品の原材料を調理加工・製品化し、喫食者（患者・入所者等）に提供している。こうした生産方式は理想かもしれないが、反面、人手を要しコスト増を招く結果となることを理解しなければならない。

　近未来を考えると、「多品種少量生産から少品種大量生産への転換」はマスト条件であり、サスティナブル（持続可能性）な観点からも、そちらにシフトしていくだろう。

　もう一度反復するが、これから数十年先まで、生産者（15〜64歳）は減少の一途をたどっていく。今後は右肩下がりが続き、約30年先には約30％の減少が見込まれる。

第1章　部門運営の現状と今後のベクトルとグランドデザイン

（3）地域協業化

「地域包括ケアシステム」が着実に進むなか、食事も各施設独自での運営は厳しくなることは避けられず、地域として対応を図ることは必要と考える。

図表7 ▶ 地域協業化へのアプローチ

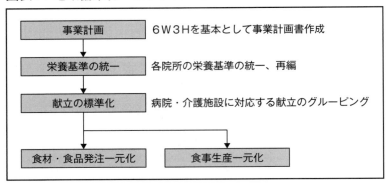

●目的（スケールメリットの追求）
・食材食品の安価購入
・マンパワーコストの削減（少人化）
・エネルギーコスト（電気・ガス・水道）の削減
・各院内の厨房面積の縮小化（他への転用）

第2章 給食マネジメントシステム

第4部 給食システムソリューション

1 マネジメント（Management）とは

　まず、マネジメントの概念と定義について理解する必要がある。一般に「管理」と訳されることが多いが、評価・分析・選択・改善・回避・統合・計画・調整・指揮・統制・組織化などさまざまな要素を含んでおり、これらを統合した概念がマネジメントと考えられる。全体の運営を合理的に統率し、目的に向かって円滑に進めるように、種々の機能を組み合わせることが必要であり、この仕事がマネジメントと言える。

　具体的には、人をはじめ、資金、物（食材）、機械や道具、そして仕事の方法と時間などの共通の要素をマネジメントの6Ms（MAN、MONEY、MATERIAL、MACHINE、METHOD、MINUTES）と呼んで、あらゆるマネジメントの基本的な機能とされる。

●マネジメント（PDCA）サイクル

図表1▶PDCAサイクル

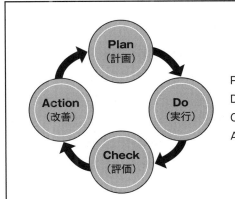

Plan　：具体的な計画を策定する
Do　　：計画を実行する
Check：実行した結果を評価する
Action：評価を元にした次回策に向けた改善を行う

　給食管理に適用すると、品質管理（Quality-Control）、工程管理（Process-Control）、原価管理（Cost-Control）が主体となる。

　多くの施設では、マネジメント不在で成り行き的管理に終始しており、その結果、部

門の収支すら明らかでない場合が多い。これは改める必要がある。なぜならば、目的・目標がなければ、結果を評価することはできないからである。米国では、毎年度栄養部門長は「ポリシー＆プロシージャー／Policies & Procedures」作成が義務づけられている。部門内の各業務の主旨について述べ（計画）、誰が（責任者）、いつ（期限）どのようにして実行する（手順）かを定めたものであり、そのレポートを病院管理者に提出、許可を待って業務を遂行する。こうしたことは一般企業でも普遍的に行われており、実行すべきである。

　ここにマネジメントの概要について説明しているが、栄養部門の目的を明確にして、その目的に対する仕事の運営目的を設定する必要がある。この目標の設定（OBJECTIVE）は、必ず採算の目標（収入と運営コスト）および必要な食事提供内容を示すことが基本となる。

2　マネジメントの一般的内容項目

①計画業務（Plan）

・部内の運営理念と方針
・経営目標
　　収入：給食料および栄養指導、その他
　　支出：食材費および栄養補助食品、人件費／職員および委託管理費
　　　　　光熱水費、消耗品費、リース費、減価償却費／建物・設備・機器
　　　　　その他経費、補助部門管理費
　　収支：収入 – 支出

　マネジメントの基本は計画であり、そのなかで経営目標設定は最優先事項である。なぜならば、目標のないところに結果は出ないからである。病院や介護施設の多くは部門採算性の概念がなく、結果主義となっている。今後はアメーバ経営（組織をアメーバ（細胞）と見立て小集団に細分化し、それぞれが独立採算の会社のように運営する経営管理手法）が求められる。部門長は経営意識を持つことが必須要件である。

・喫食者満足度（満足度、味、温度）
・栄養基準と献立政策　　・食品衛生指標　　・スタッフィング　　・オペレーション計画
・食材食品購入政策　　　・機器機材購入計画　・スタッフの教育訓練　・BCP

図表2

		金額（円）	収入比（%）	原価構成比（%）	備考
給食数／年					
収入	給食料				
	栄養指導・その他				
	合計				
支出	食材費				
	栄養補助食品等				
	小計				
人件費	職員人件費				給与・賞与・福利厚生費
	委託管理費				税込
	小計				
	光熱水費				電気・ガス・水道、その他
	雑費				消耗品、研修費、ユニフォーム洗濯代等
	リース費				コンピュータ、OA機器
	減価償却費				建物、附帯設備、機器
	補助部門管理費				職員数比率または1/2人員割＋1/2生産原価
	修繕費				厨房機器等
	合計				
収支（収入 - 支出）					

●計画策定のポイント／システム化

・標準化、規格化（Standardization）

・単純化（Simplification）

・組織化（Organization）

  ⟶組織の意義：人的機能分担および権限と責任の明確化

      全員の動機づけ（やる気）と組織の活性化

      組織の統制に必要な仕事のあり方と約束ごとの規定

  ⟶組織編成の：上限階層の権限と責任分担

   構成法 組織の職能と機能的役割分担

      組織図の作成

●米国の栄養部門組織図（例）

図表3

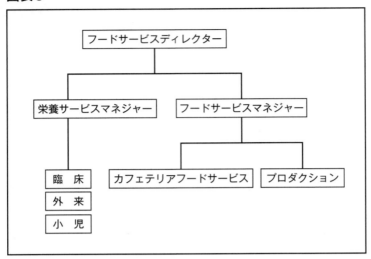

　米国では、フードサービス部門長が統括し、フードサービスと栄養サービス（クリニカル）に区分され、双方がリンクし機能している。一方、日本ではどうであろうか。管理栄養士は臨床が使命の仕事であるとし、フードサービス軽視の傾向が強いが、フードサービスの責任は誰が取るのか。組織を見直すことが肝要である。

●計画の期間
・短期計画（Short-Term Plans）
　長期的な計画を基本とした場合の、1年スパンでの目標設定（過程目標）。
・中期計画（Medium-Term Plans）
　通常、1〜3年間の目標設定。
・長期計画
　部門の使命や理念に基づき、あるべき姿を追求するための戦略的計画、3〜5年。

②実行業務（Do）
　実行にあたり基本となるのは、計画内容と期間および実行担当者の明確化である。「何を、いつまでに、誰がやる」ことを明文化し、部門管理者は進捗状況を管理統制する。

③評価業務（Check）
　計画完了時に「何が完了し、何が未完了か、なぜできなかったのか」を確認し、総合的に評価する。

④改善業務（Action）

　未完了な積み残し項目については、次期計画に盛り込み、解決の方策を明示し、実行する。

●職務分掌（division of duties）

　役職、担当者の行うべき業務を配分し、責任の所在と業務範囲を明確化すること。これが明確でない場合、組織に必要な仕事であるにも関わらず、自分の担当職務だと認識できず、対応が漏れたり遅れたりするケースが発生するリスクがある。

　施設規模により職位も異なるが、部門長・副部長・臨床栄養士・フードサービス部門係長・主任およびスタッフに至るまで、基本職務と分掌事項および権限と責任を明確にし、周知徹底することも検討に値する。

●リーダーシップを備えたマネジャーと備えていないマネジャーの比較

図表4

リーダーシップ資質を備えたマネジャー	備えていないマネジャー
革新的	管理的・保守的
開発する	維持する
人を重んじる	システムを重んじる
信頼をもたらす	コントロールを重視する
長期展望を持っている	短期観測である
何、なぜと問う	なぜ、どのようにと問う
水平線を見ている	底辺を見ている
独創的である	コピーである

出典：Nancy R. Hudson著、山中克己・徳永裕子監訳『管理栄養士のための給食管理～アメリカにおける考え方と実践を学ぶ～』東京教学社、2015.12

　マネジャーは、栄養部門長と考えられる。

　マネジメントは組織経営の要として、過去よりその重要性が叫ばれてきたが、多くの施設では残念ながら不在と言って過言ではない。計画のないところに結果の測定は困難である。

第3章
給食システム構築の方法

第4部
給食システム
ソリューション

1 ヘルスケア給食と外食産業

　皆さんは今日外食をしようと決めたとき、どのような動機で決めるだろうか？　楽しい時間を過ごしリラックスしたい、日常のストレスから解放されたい、自分へのごほうびとして特別な体験をしたい、料理する手間を省き時間を節約したい、また社会的な交流を深めたいなど、その目的はさまざまであろう。そして、その目的に合わせ何を食べるか？　肉、魚、和食、洋食など、料理形態やコストについて考え目的に見合った店を決めるのではないだろうか。

　このように私たちが外食をするとき、それは主体的であり私たちに決定権がある。今から話をする、病院・介護施設給食とはこの点で大きく違うことをまず共有していきたい。

　次に、もうひとつ、大きな違いについて話をする。先ほどコストについて顧客の立場で少し話したが、外食の経営者の視点からコストについて考えてみよう。

　レストランの経営者は、その料理をいくらで提供するか決めることができる。価格を決める要素としては、原材料のコスト、調理手法と労働時間、人件費、運営費用、競合とのバランス、そして需要と供給、つまり顧客が支払ってもいいと考える価格、価値観も影響する。ブランドイメージを確立することで、高価格を設定することも可能である。

図表1▶主体的と受動的の違い

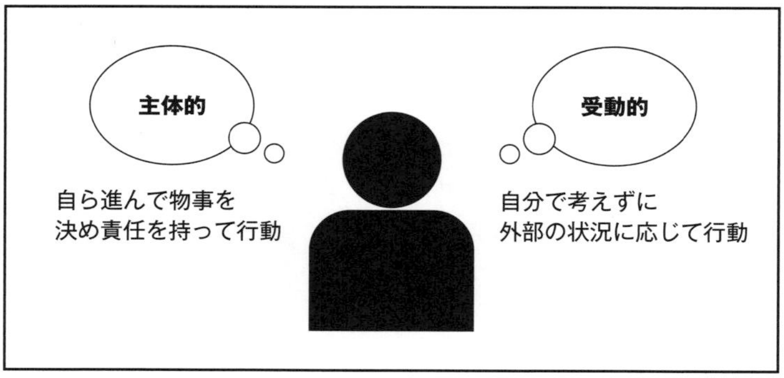

これらの要素を総合的に考慮して、外食産業は適切な価格を設定している。経営者の視点から見ても、主体性が店にあると言えるのではないか。

　一方、病院・介護施設給食においてはどうだろうか。私たちが入院、入所したときを考えていただきたい。これから私たちがいかに受動的であるか、その要素を説明する。

選択肢の制限：医師や栄養士の指示に従い特定のメニューを提示され、患者・入所者側の選択肢は限られている。また、決められた食事時間に配膳され、時間内に食事を摂取することを求められる。

医療的ニーズの優先：病院給食では患者の医療的ニーズが優先され、患者の個々の好みや食事の選択権よりも、医療上の要件が優先される。これらの要因により、患者や入所者は自らの食事に対する選択権や主体性を制限され、受動的な立場に置かれている。

　この他にもあるだろうが、この通り、受動的であることは疑いようがない。

　そしてここでもうひとつ重要な視点、病院・介護施設のコストの問題について触れる。

　病院や介護施設において、請求できる食事代は決められている。収入が制限されている一方、人件費、食材費、水光熱費、厨房機器費等、昨今の物価上昇の影響で高騰している。このような状況のなか、HACCPの概念に基づき衛生的な食事を残食が無いように管理し、喫食者の健康状態の回復、維持に努めることを求められている。

　このように、ヘルスケア施設と外食では同じ食事提供でも存在する価値・立ち位置が大きく違い、私たちとの関係性においても大きな違いがあることは明白である。このような背景をしっかり踏まえ、私たちは今、ヘルスケア給食についてその本質を見直し、再構築する必要があるのではないだろうか。

2　ヘルスケア給食の意義について

　前項ではヘルスケア給食が受動的であると説明したが、次に意義とその目的を共有したい。

　ご存じの通り、ヘルスケア給食と言っても一概には語れず、病院と介護施設ではその目的や意義が異なる。病院給食は患者の健康回復や栄養補給を中心に据え、栄養管理のもとで献立を組み、食事を提供することが目的とされている。一方、介護施設においては入所者や通所者の健康維持はもちろんのこと、食事が日々の生活に彩りを添える側面

第3章　給食システム構築の方法　073

図表2▶ヘルスケア施設における給食の意義

	ヘルスケア施設における給食の意義	
	病院給食	介護施設給食
目的	患者の健康回復	健康維持
	栄養補給	生活に彩

も重要になる（図表2）。しかしながら、これらの違いを混同し、病院給食にも介護施設同様のバリエーションを求めたりしてはいないだろうか。病院給食において、食事本来の楽しみや喜びをどこまで求めるべきか、またメニューサイクルなど、病院給食における重要なテーマを検討する必要がある。

このようにひとくくりでは語れないヘルスケア給食ではあるが、共通していることはいずれも「栄養管理という側面から献立や、咀嚼・摂食の制約などを考慮し食事がつくられているということ」である。私たちは限られた資源（人・物・金）のなかでいかに栄養管理された食事を提供できるかを、日々考えながら喫食者と向き合っている。

おそらく、これからもヘルスケア給食を取り巻く環境が大きく改善されるとは考えにくい。私たちはそのなかで、これからどのように向き合っていくか、その考え方、手法をこれより説明していく。

3 自法人に求められている食事とは？（マーケティングの重要性を知る）

ヘルスケア給食の目的や背景を説明してきたが、では、自法人には何を求められているのか、何をどう考え食事を提供していかなければならないのか、それを知るために今回マーケティング手法による分析について説明する。

病院と介護施設では、食事の役割において相違があることは説明した。そこで重要なことは、自分たち施設では食事について何を求められているのか（多角的な視点で）である。ヘルスケア給食においてマーケティングの重要な要素は以下のように考える。

図表3▶ヘルスケア給食におけるマーケティングの重要な要素

市場調査	：顧客のニーズや要望、市場のトレンドや競合他社の動向を把握するための調査やデータ収集
ターゲット市場の特定	：特定の顧客セグメント（集団・区分）を選定し、そのターゲット市場に向けた戦略を構築
商品やサービスの開発	：顧客の要求に応えるために、市場の需要に合った商品やサービスを開発
プロモーション	：商品やサービスを広告、宣伝、セールスプロモーションなどの手段を使って広く知らせることで、購買意欲を喚起

市場調査：顧客のニーズや要望、市場のトレンドや競合他社の動向を把握するための調査やデータ収集を行う。ここでは、喫食者のニーズ（健康回復・維持）に合致しているか、病態別から成分栄養別への移行や栄養基準のまとめ方など、最先端の考え方はどういったものかを調査し、情報を集め、理論的に施設の他職種（とくにドクター）に説明する力が必要になる。

ターゲット市場の特定：特定の顧客セグメント（集団・区分）を選定し、そのターゲット市場に向けた戦略を構築する。まず自分の施設がどのような病院・介護施設なのか、在院・在所日数や、性別、年齢層を把握し、それにあった食事内容なのか確認し、再編成する。

商品やサービスの開発：顧客の要求に応えるために、市場の需要に合った商品やサービスを開発することが重要である。これこそ「健康回復」に向け完食いただける食事（献立）とは何かを探る作業になる。

プロモーション：商品やサービスを広告、宣伝、セールスプロモーションなどの手段を使って広く知らせることで、購買意欲を喚起する。ここは、管理栄養士や調理師が病棟やフロアに出ていき患者や利用者とコミュニケーションをとることで、食事をきちんと食べてもらえるようにする食事の窓口となり、つくり手が見えることで喫食者の食事意欲を喚起することにつながると考える。

マーケティングによって、自分たちがターゲットとする喫食者から求められている要望と役割、それに対して、私たちが実際に提供している食事とのギャップを知る事からはじめる。

現状を把握するうえでの調査として、以下の項目を挙げる。

ポイントとしては、ニーズが本当にニーズなのか、こうあるべきという固定概念で物事を進めていないか、改めて自分たちが提供している食事を振り返ってみることにある。

ムリ・ムダ・ムラとよく言われるが、給食の現場でもとくに今この視点が重要視されている。ニーズを洗い直し、自施設にあった食事内容を再検討し、食事を生産するにあ

図表4 ▶ 現状調査の項目とポイント

入院患者・入所者情報	年齢層・アレルギー情報・禁止コメント情報
食事内容	食種別食数・食種別献立数・メニューサイクル・残食調査
	加算、非加算食数・メニュー構成・食事アンケート

第3章　給食システム構築の方法　　075

図表5▶ムリ・ムダ・ムラの対策

1. ムリの解消
作業やプロセスに過剰な負荷や圧力をかけないようにする。 ↓ 作業内容やプロセスの見直しを行い、効率化や合理化を図る。 ↓ 作業負荷を均等に分散するなど、作業者の負担を軽減する対策を実施する。
2. ムダの排除
作業やプロセスから不要な工程や作業を削減する。 ↓ 余分な在庫や不必要な待ち時間を削減する。 ↓ 不良品の発生を減らすために品質管理を強化する。
3. ムラの平準化
作業や生産の不均等さをなくし、生産の安定化を図る。 ↓ 需要と供給のバランスを整え、生産スケジュールの安定化を図る。 ↓ 製品の品質や仕様の一貫性を確保し、変動やバラつきを最小限に抑える。

たって、図表5に示すような視点で提供する食事を決めていくためにも、しっかりとマーケティングを実施し、給食システム構築の基盤としていただきたい。

4　WHATとHOWですべては決まる

　何故、前項でマーケティングについて説明したか。それは私が重要視している2つの要素、WHATとHOWに関係しているからである（図表6）。

　今回は給食システム構築がテーマだが、このWHATとHOWさえ押さえておけば、おのずと道は開けると考えている。

　まずWHATだが、これは何をつくるかということである。

　マーケティングを行い、自法人に本当に求められている給食とは何か明確にし、喫食者のニーズに、ムリ・ムダ・ムラが発生しないように献立作成し応える。給食システム構築は、この何をつくるかで、その成否が決まると言っても過言ではない。

　自動車の組み立て工場を思い浮かべて欲しい。自動車メーカーは様々な車種を製造しているが、組立パーツを見てみると車種は違えど同じパーツを使っていることが多い。

　食種を車種に当てはめていただければ、イメージが湧くのではないだろうか。極力流用の利くパーツ（料理）で献立を展開することがいかに効率化につながるかお判りいただけたと思う。食事をつくることと車をつくることは違う？　いや、同じである。ともにいかにして低コストで安全性の高い商品を提供するか、たとえば高級車をつくるわけ

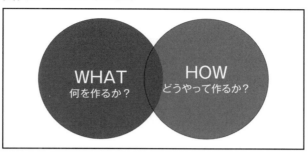

図表6 ▶ WHATとHOW

図表7 ▶ 共有して使われるパーツ例

1. エンジンおよびトランスミッション：	複数の車種で同じエンジンやトランスミッションを使用し開発コストを削減し、製造ラインの効率を向上。
2. シャシーおよびサスペンション：	車両の骨格部分やサスペンション部品など、複数の車種で共通のシャシー構造やサスペンションコンポーネントを使用。
3. 内装パーツ：	内装の一部、特にインパネやドアパネルなどのトリム部品は、複数の車種で共通の部品を使用。
4. 電子制御ユニット（ECU）：	複数の車種で同じエンジンやトランスミッションを使用する場合、エンジン制御ユニットやトランスミッション制御ユニットなどの電子制御ユニットが共有されることもある。
5. ボディパネル：	外装の一部、特にフロントパネルやリアパネルなどの大型パネルは、複数の車種で共通の部品が使用されることがある。
6. タイヤおよびホイール：	一部の車種では、同じタイヤやホイールが使用し生産コストを削減。

ではなく一般車をつくるのであれば、決められたコストのなかで質の高い食事を安全な状態で提供することが命題であり、その手法は取り入れるべきである。

　そして、HOWである。HOW（どうやってつくるか）に求められているのは、徹底した衛生管理のもと、効率よく美味しい食事をつくることである。
　ここでひとつ留意いただきたいことがある。建て替えなどの場合、設備が先行して決まってしまう傾向にあるが、本来は逆でなければならない。まず何をどれくらいつくるか、どのようにつくるか（ソフト）を決め、それから設備（ハード）に落とし込まなければ、過剰投資が発生し無駄が生じる。また、動線に関しても同様に無駄が生じる。厨房は一度つくってしまうと、その設備を今後何十年も使っていくことになる。簡単に買い換えられるようなものではない。それを理解し設備（ハード）の構築を進めていただきたい。

　さて、食事ができるまでには以下のような工程がある（図表8）

以下に各工程におけるポイントを解説した。

ヘルスケア給食には「大量調理施設衛生管理マニュアル」というルールがあり、またHACCPの義務化がある。手法としては、クックサーブ、クックチル、ニュークックチル、クックフリーズ、アッセンブリー等多様にあり、自施設ではどの手法が最適であるか検証しなければならない。クックチル？　わからないからクックサーブでいいじゃないか、という意見もある。

図表8▶病院・介護施設における給食業務の流れ（クックサーブ）

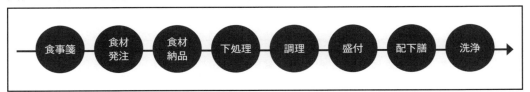

図表9▶給食における各工程のポイント

WHAT	何を作るか		生産アイテムの簡素化（栄養基準・食種・献立・形態・個別対応整理等）
HOW	どう作るか？		生産手法の選定
	手法	クックサーブ	・調理後2時間以内に喫食に無理がないか、早出解消できないか、アイドリングタイムを有効に使えないか、投資は可能か、食材費は？※クックチル、ニュークックチル導入の目安は300食／回と言われている。また、チル・フリーズにおいては不向きな献立も発生、調理工程においてもパーツ化で調理を行うなど、設計図を作り直す必要もある。アッセンブリー導入は近年介護施設だけではなく病院においても全面導入のケースが出てきている。導入の可・不可については、他のシステム同様費用対効果を検証することが必要である。
		クックチル	
		ニュークックチル	
		クックフリーズ	
		アッセンブリー	
	作業工程構築のポイント		
	発注・検収		出納管理のシステム化（価格、品質調査、発注管理、在庫管理、検品、仕分け）
	下処理		カット野菜の導入など効率性と効果を検討、また物流の2024年問題に対応するための、ストックスペースを検討（冷蔵庫・冷凍庫）
	調理		回転釜での調理からスチコン調理をメインとし、T・T管理による調理師の経験値に頼らない調理のマニュアル化を推進（誰が調理しても同品質に調理出来る）。
	冷却		クックチル、ニュークックチル、フリーズを導入するためにはこの工程が必要。生産計画（1日に何回食分調理し、保管するか）によって保管スペースを検証（チルド・フリーズバンク）
	盛付		品質管理とインシデント対策（盛付時の品温管理、盛付食数の明確化、コンベアの導入検討、チェック機能）
	配膳・下膳		配膳車の比較検討（冷温蔵配膳車、再加熱カートの機能、コスト）配膳・下膳時間と動線の確認
	洗浄		従事者の労働環境改善、省エネ

※全工程を効率的な運用にするためには、給食管理ソフトからの指示書が適切に出せているか、マスターの入力がしっかりと出来ているか、
　手書き業務が発生していないか、検証することもポイントとなる。

また、本来食事というのはつくり立てが一番美味しいと言われている、衛生面においても、調理後即提供できるほうが好ましい。そういった意味では、クックサーブが一番適していると言える。しかし、大量調理施設衛生管理マニュアルにおいて「調理後の食品は、調理終了後から2時間以内に喫食することが望ましい」との記述がある。生産する食数が増えれば増えるほど、また個別対応が増えれば増えるほど、調理現場では前倒しで調理する必要があり（2時間以内では現実的に不可能）、クックサーブには限界がある。

　さらに、早出に人が集まらないなど人的な要素も含め、クックチルやニュークックチル、アッセンブリーの導入検討が進められている。担当者は、自法人では手法として何が最適か見極めなければならない。

　ここではとくに、クックチル、ニュークックチル、クックフリーズについて解説する。これらのシステムを導入するメリットして、早出の解消、作業の平準化、計画生産によるストック化がある。

　システムを構築するにあたっては、先ず何日分の料理を前倒しで調理していくかを決める必要がある。ヘルスケア施設では1週間で21回食をつくって提供している訳だが、早番・遅番などの2勤制ではなく、ひとつの勤務帯（例：8:00〜17:00）で下処理、調理業務が遂行できることが人手不足解消のためにも望ましい。そう考えると、当然朝食は当日調理ではなく少なくとも前日には調理が終わっていなければならない。小規模施設であれば、前日の午後（夕食の調理前）に翌日の朝食分をクックチルで調理しておくことが可能であり、コストを検証した上でアッセンブリー食品の導入も容易である。また、中規模、大規模施設であれば、すべての食事をクックチル、クックフリーズにすることで、ひとつの勤務帯の作業時間を有効に割り振ることが可能になる（計画生産）。

　そして料理であるが、調理方法でクックチルやフリーズでも美味しい食事をつくることは可能であるし、マニュアル化をすることで調理師でなくても味の再現性が可能になる。スチームコンベクションを有効に活用した調理手法を習得していただければ更に世界は広がるということを経験していただきたいと思う。

　以上のように、調理方法やシステムについてさまざまな方法がある。自法人に何が適切であるか見極める力を養って欲しい。インターネット上には以前にも増してさまざまな情報があり、吸収しようと思えばできる。コンサルをしていて感じることは、皆さんからの質問内容のレベルが確実に上がっているということだ。

　いずれにしても、まず考えるべきは「何をつくるか？」である。このまま患者や入所者やドクターの要望を聞き、細分化された食事をつくり続けるのか？　否、効率化を目指し、生産性の向上に舵を切るのか。これは栄養部門だけで解決できる問題ではなく、施設全体で取り組まなければならない問題である。そのためにもマーケティングをしっ

第3章　給食システム構築の方法　079

かりと行い、施設全体を巻き込む力を身に着ける。そして「どうつくるか？」。もう自前調理は行わないということも含めて、検証していただきたいと思う。

現状をどう改善していくべきかはもっとも重要ではあるが、10年、20年、30年先を見据えてヘルスケア給食がどうあるべきかも、私は皆さんと考えていきたいと思う。そのためにも皆さんには、今、私たちは岐路に立っているという現実を知って欲しい。そして自分たちに何ができるか、自分が主人公としてこの問題に取り組んでいって欲しいと思う。

5　忘れてはならない地域包括ケアにおける食事からのアプローチ

最後に、ヘルスケア給食の未来について少し触れたい。図表10をご覧いただきたい。この地域包括ケアシステムに食としてどうかかわるか、皆さんは考えたことがあるだろうか。

ここには、食事に関することは書いていない。しかし、私は何よりも食事が重要であると考えている。病院、介護施設、在宅と食事の観点から見守るためにも地域の栄養基準や個別対応の基準を取りまとめる事には大きな価値があるのではないだろうか。

図表10

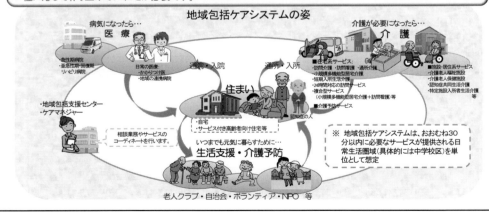

（出典：厚生労働省　地域包括ケアシステム、https://www.mhlw.go.jp/stf/seisakunitsuite/bunya/hukushi_kaigo/kaigo_koureisha/chiiki-houkatsu/index.html）

そしてその先には、地域でつくるセントラルキッチンや、さらに、学校給食とヘルスケア給食の垣根を超えたセントラルキッチンも想像可能である。この地域包括ケアシステム以外にも、地域医療連携推進法人という制度もある。そこでも当然食事についても語られるべきで、これからは自法人だけではなく、地域の食事をどうしていくか、実際に現場で活躍されている皆様の力無しでは到達不可能であると思う。

　ぜひ、皆さんの力でこのような社会を実現して欲しい。

第4部 給食システムソリューション	第4章 栄養基準・食事基準の標準化 （平準化）と献立計画に関する試案

1 病院給食

(1) 現状と課題

　病院給食は、入院患者の医療の一環として提供される食事であり、一般治療食と特別治療食に区分される[1]。

　入院時食事療養費（I）における一般治療食は、患者の栄養状態を維持し、疾病を改善することを目的とした食事である。患者の年齢や摂食嚥下機能を考慮し、常食、軟菜食、流動食に分類され、日本人の食事摂取基準を基に給与栄養目標量を定めている。

　特別治療食は、加算対象と非加算対象の食事がある。「特別食加算」対象となる食事は、疾病治療の直接手段として、医師の発行する院内約束食事箋に基づいて提供される。患者の年齢、病状等に対応した栄養量および内容を有する治療食、無菌食および特別な場合の検査食（単なる流動食および軟食を除く）のことである（図表1）。

　この食事提供による診療報酬は、30年近く据え置きで、「入院時食事療養費（I）一般治療食が1食当たり640円（自己負担460円、保険給付180円）、特別治療食が特別食加算プラス76円/食」であった。

　しかしながら昨今の食材料費や水光熱費、人手不足による人件費の高騰で、大半の病院の栄養部門の収支が合わず、赤字運営で立ちいかなくなっていることから、2024（令和6）年度の診療報酬改定で入院時食事療養費の自己負担金が30円値上げされ、総額

図表1▶特別食加算対象の要件

○特別治療食[※1]
・心臓疾患等の減塩食　　・腎臓食・肝臓食　　糖尿病食　　・胃潰瘍食　　・貧血食　　・膵臓食　　・高度肥満食
・脂質異常症食　　・痛風食　　・てんかん食　　・フェニールケトン尿症食　　・メイプルシロップ尿症食
・ホモシスチン尿症食　　・ガラクトース血症食　　・治療乳[※2]
○無菌食　　　○特別な場合の検査食（単なる流動食及び軟食を除く）
※1 乳児の人工栄養のための調乳、離乳食、幼児食並びに、胃潰瘍食、検査食で単なる流動食及び軟食を除外。
※2 治療乳とは、いわゆる乳児栄養障害に対する直接調製するものをいい、治療乳既製品（プレミルク等）を用いる場合及び添加含水炭素の選定使用等は除外。

（厚生労働省:入院時食事療養費に係る食事療養及び入院時生活療養費に係る 生活療養の実施上の留意事項について（保医発0305第14号）令和2年3月5日）

670円/食となった[2][3]。

また現状として、特別治療食の平均提供比率は、公益社団法人日本栄養士会「2022年度全国病院栄養部門実態調査」によると、病院機能種別によって多少差があるが約25%[4]で、特別食加算が付かない一般治療食が大半である（図表1）。

このように病院給食は、栄養管理された治療食であると同時に、徹底した衛生管理のもと、日々適時・適温で提供する必要があり、さらに限られた費用で運用していかなければならない。今まで、現場のマンパワーで何とか回してきた病院給食を今後も継続していくには、根本的な見直しが必要である。

病院給食の効率化に必要と考える仕組みについて、ハード面とソフト面に分け、整理してみた（図表2）。

本章では、このソフト面の部分を、一緒に検討したいと思う。

図表2 ▶ 病院機能別にみた特別治療食と一般治療食の提供数割合

病院機能	特別治療食(%)	一般治療食(%)
特定機能(n=59)	24.5%	75.5%
DPC対象病院(n=499)	29.8%	70.2%
地域医療支援(n=830)	26.7%	73.3%
その他(n=660)	19.3%	80.7%

（公益社団法人日本栄養士会医療事業推進委員会：2022年度政策課題「2022年度全国病院栄養部門実態調査」報告書，2022.より一部改変）

図表3 ▶ 病院給食の効率化のための仕組み（案）

【ハード面】
給食管理システムの導入
栄養管理を行う上での、帳票の簡素化
クックサーブからクックチル、ニュークックチル、クックフリーズへの転換
カット野菜、冷凍野菜の活用
完全調理品（市販品）の活用
セントラルキッチンの導入（大量調理によるスケールメリットを活かす）
【ソフト面】
病態別から栄養成分別への食事基準の変更
病院ごとに異なる栄養基準の標準化・平準化
個別対応や形態加工などへの対応（集約・標準化）
病院機能分類（急性期 or 療養型）に応じた献立のルール決め
管理栄養士が臨床栄養と給食管理の両輪稼働する利点を活かす！

（2）病態別から栄養成分別への食事基準の変更

院内約束食事箋の食事基準の分類方法は、糖尿病食や腎臓病食など、病態ごとに管理する病態別栄養管理と、エネルギー調整食、たんぱく質調整食など栄養組成の特徴で分ける栄養成分別管理がある。

厚生労働行政推進調査事業の研究報告によると、病態別栄養管理をしている施設が6割以上と多い現状であり、病院機能別では、特定機能病院やDPC対象病院など病床規模が大きい病院では、成分栄養別栄養管理を採用している施設が多い（図表4）。

疾患ごとの食種による栄養管理は、基準が多様化し、献立や料理数も増え、調理業務がより複雑化する傾向がある。そのため、まずは栄養成分別に変更し、食種を整理し、料理数を集約することで、効率化を目指すことを推奨する[5）6)]。

栄養成分別管理は、「日本人の食事摂取基準2020年版」に基づき[7)]、**患者の性別年齢、体格、身体活動量に応じた食事基準で、個別化栄養管理が可能となり、各疾病のガイドラインに沿った治療食**[8)]**への献立展開がしやすく、高齢患者や複数の病態を合併している患者への包括的な栄養管理に有益**である。

とくに、**給食システムをクックサーブから、クックチル、ニュークックチルへと変更する場合には、食種や献立を集約することが必須であるため、栄養成分別の食事基準を採用することを推奨**する。

また、食事箋の食種を病態別から栄養成分別に変更する場合、医師が指示しづらくなるという理由で、変更しにくいという声もある。しかし、**食事箋自体は病態別でも、栄**

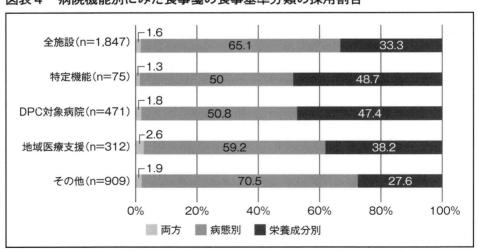

図表4　病院機能別にみた食事箋の食事基準分類の採用割合

（出典：市川陽子,ほか：医療施設の給食業務に関する実態調査：設定および提供食種数、食数管理の現状。令和元年度厚生労働行政推進調査事業費補助金（循環器・糖尿病等生活習慣病対策総合研究事業）分担研究報告書、pp.28-92.2022.より一部改変）

養部門で成分栄養別の食種としっかり紐づけてフラグ立てしていることを他部門と共通認識しておけば、容易に栄養成分別に変更できると考える。

（3）栄養基準の標準化・平準化

栄養成分別の食事基準について、今まで各病院機能別施設の食種集約に携わっていた知見をもとに、日本人の食事摂取基準[7]や各種疾病のガイドライン[8]、厚生労働行政推進調査事業の研究報告[9]などを参考に、標準化・平準化するための食種の展開方法（図表5）と食事基準（図表6-1）、献立の展開方法（図表6-2）、院内約束食事箋の病態別の食事基準（図表6-3）を提案する。

食事基準は、患者の性別年齢、体格に応じて選択できるようにエネルギー量の段階を200kcal単位で設定する。エネルギー量の許容範囲は、±10％以内[7]**として±100kcalを目安**とする。許容範囲については、1日単位ではなく、1ヶ月間程度で把握し[7]、基準に準じていることを評価する。

栄養バランスは、昨今の患者の高齢化もあり、栄養状態の向上、早期回復を図るため、たんぱく質を強化する傾向があることを鑑み、エネルギー産生栄養素（たんぱく質：脂質：炭水化物）比率の脂質E比25％を目安とし、炭水化物E比を55％、60％、65％の3パターンで示し、栄養バランスを確認できるように検討する。各食種の詳細は、次に示す。

①一般治療食・常食について

患者の性別年齢、体格に応じて選択できるように**エネルギー量の段階を1,200kcal**よ

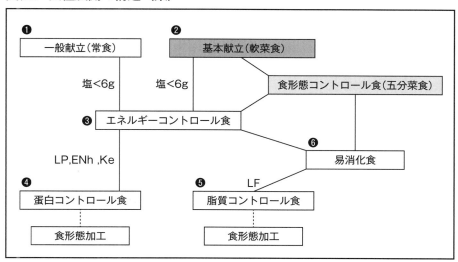

図表5▶食種展開の構造（案）

り2,200kcalまで、200kcal単位で6食種設定する。食塩相当量は7g前後とする。

エネルギー産生栄養素の比率で、栄養バランスを確認し、献立を作成する。

主食の米は、米飯、軟飯、全粥とし、基準とする基本献立（図表6-3【常】EN14、【常】EN18）より、米飯では20～30g/食（20～30g×3食≒100～145kcal/日）の増減のみで調整することを推奨する。また全粥は、米飯の半分以下のエネルギー量となるため、その分提供量が増加するが、喫食に妥当な分量（ニュークックチルの場合は、カートで再加熱する際の品質保持という点も考慮）し、300gを上限の目安とすると、1600kcal以下の食種対応とすべきと考える。

また若年男性や妊産婦など、2,200kcal以上の食種を必要とする場合[7]、主食のみの増量では栄養バランスの調整が難しい場合もあるため、基本献立（【常】EN18）の副食を増量にするなどの対応を検討する。さらに、リハビリを主とする整形外科領域の施設などでは、患者の性別年齢、体格に応じて基準とする基本献立を【常】EN20とし、ベースを引き上げることで食種の集約がしやすくなる。

②一般治療食・軟菜食について

常食同様の考え方で、**エネルギー量の段階を1,200kcalより1,600kcalまで、200kcal単位で3食種設定**する。**食塩相当量は7g前後**とする。

基準とする基本献立（図表6-3【軟】EN14）より、主食量の増減で調整する。尚、1,000kcalと1,800kcalの食種を設定する際は、副食の増減もあわせて検討する。

軟菜食は、昨今、術後早期回復プログラム（ERAS）の考え方より、術後早期に経口喫食を開始し、流動食から固形食への食形態移行の段階を短くすることが早期回復に有効という報告が多数みられる[10][11]。

術後の特別食加算の要件にある分粥については、3分、5分、7分と細かく設定している病院が多い。ただ7分粥は、全粥とほぼ変わらない形状であることが多く、3分と5分粥は、重湯と米粒が分離しているため、全粥よりも誤嚥のリスクが高いという報告もある[12]。そうした観点から、分粥は、5分粥のみとする病院も増えており、なかには全粥ミキサーに集約する施設もある。

軟菜食の副食（主菜＋副菜）についても、**軟飯～全粥対象の軟菜と全粥～5分粥（全粥ミキサー）対象の5分菜、流動食の3段階に集約**することを提案する。また、軟菜と5分菜は形態加工によって区別することも可能であるため、使用食材も含め展開パターンを決めておくことが必要である。展開例を図表6-2に示す。

③特別治療食・エネルギーコントロール（EC）食

EC食は、各疾患の治療ガイドラインの基準[8][13]**を参考に、糖尿病食、脂質異常症食、肝臓病食（代償期）、（慢性）膵臓病食、心臓疾患（高血圧症）食、痛風食、妊娠高血圧**

症、貧血食などが対象になると考える。**食塩相当量は６ｇ未満**とする。

　減塩以外は常食と同様に「日本人の食事摂取基準2020年版」に準じ、患者の性別年齢、体格に応じて選択できるようエネルギー量の段階を**1,200kcalから2,000kcalまで200kcal単位で５食種設定**する。

　EC食軟菜食も同様の考えのもと、エネルギー量の段階を1,200kcalより1,600kcalまで、200kcal単位で３食種に設定する。

　基準とする基本献立は、図表６-３の【常】EC14、【常】EC18、【軟】EC14とし、主食量の増減で調整する。

　一般治療食・常食／軟菜食と特別治療食・EC食／EC軟菜食は、減塩のみの差とすると、汁物の提供の回数や分量を減らし、漬物や海苔佃煮などを変更することで、料理数を増やさずに集約することが可能である。

④特別治療食・たんぱく質コントロール（PC）食

　CKDステージ（GFR）による食事療法基準（図表７-１）よりたんぱく質コントロールが必要なステージ3a・3b・４・５・5Dについて、各患者の病態、年齢、体格に応じて選択できるように設定する[14]。

　エネルギーとたんぱく質は、体重１kg当たりの基準であるため、参照体格の身長と標準体重より設定値を確認する（図表７-２）。

　表４-２より、エネルギーは1,600kcalから2,000kcalまで200kcal単位で３食種とし、たんぱく質はCKDステージより0.6g/kgBW〜0.8g/kgBWを30gと40gの４食種、0.8g/kgBW〜1.0g/kgBWを50gの３食種、0.9g/kgBW〜1.2g/kgBWを60gの２食種とする。合わせて、９食種を設定する。**食塩相当量は６ｇ未満**とする。基準とする基本献立（図表６-３のPC18蛋白50）より、主食量の増減（飯100g≒たんぱく質2.5g）と、たんぱく質制限を強化したたんぱく質40gの食種では、低たんぱくご飯（1/25）などを２食以上の使用ないし、副食の増減（主菜減量、副菜増量）で調整する。またカリウム制限、リン制限は、各患者の病態にもよるが、退院後の食事療養を鑑み、**カリウムは、野菜の調理方法や缶詰の果物への置き換え、リンは、吸収率の高い無機リンや乳製品を多く含む加工食品を考慮した食品構成とし、栄養指導につなげるべきと考える。**

　近年CKD患者の高齢化により、サルコペニアやフレイルを予防するため、高齢者では個々の病態やリスク、アドヒアランスなどを総合的に判断し、たんぱく質制限や制限の緩和をすることが推奨されている[15]。また高齢者の標準体重は、BMI22〜25で適宜判断する。さらに、ステージ5Dの透析食は、必要に応じ、カリウム、リン、水分の制限を加えることで、EC食から展開することも可能な場合がある。

図表6-1▶栄養成分別食事基準（案）

【常】：常食、【軟】：軟菜食、EN：エネルギー、EC：エネルギーコントロール食 、LC：糖質コントロール食 、PC：蛋白コントロール食 、FC：脂質コントロール食

※ たんぱく質E目安14~20%　　※ 脂質E目安25%

No.①	No.②	食種	一般治療食・特別治療食	エネルギー(kcal)	E下限	E上限	たんぱく質(g)	たんぱく質E比(%)	脂質(C比55%)(g)	脂質E比(C比55%)(%)	脂質(C比60%)(g)	脂質E比(C比60%)(%)	脂質(C比65%)(g)	脂質E比(C比65%)(%)
1			EN22	2,200	2,100	2,300	80	14.5			62	25.5	50	20.5
2			EN20	2,000	1,900	2,100	75	15.0			56	25.0	44	20.0
3	1	【常】	**EN18**	1,800	1,700	1,900	75	16.7	57	28.3	47	23.3	37	18.3
4			EN16	1,600	1,500	1,700	75	18.8	47	26.3	38	21.3		
5	2		**EN14**	1,400	1,300	1,400	65	18.6	41	26.4	33	21.4		
6			EN12	1,200	1,100	1,300	60	20.0	33	25.0	27	20.0		
7			EC20	2,000	1,900	2,100	75	15.0			56	25.0	44	20.0
8	3	【常】EC	**EC18**	1,800	1,700	1,900	75	16.7	57	28.3	47	23.3	37	18.3
9			EC16	1,600	1,500	1,700	75	18.8	47	26.3	38	21.3		
10	4		**EC14**	1,400	1,300	1,400	65	18.6	41	26.4	33	21.4		
11			EC12	1,200	1,100	1,300	60	20.0	33	25.0	27	20.0		
			EN18軟	1,800	1,700	1,900	70	15.6			49	24.4	39	19.4
12			EN16軟	1,600	1,500	1,700	65	16.3	51	28.8	42	23.8	33	18.8
13	5	【軟】	**EN14軟**	1,400	1,300	1,500	60	17.1	43	27.9	36	22.9	28	17.9
14			EN12軟	1,200	1,100	1,300	60	20.0	33	25.0	27	20.0	20	15.0
			EN10軟	1,000	900	1,100	50	20.0	28	25.0	22	20.0		
			EC18軟	1,800	1,700	1,900	70	15.6			49	24.4	39	19.4
15			EC16軟	1,600	1,500	1,700	65	16.3	51	28.8	42	23.8	33	18.8
16	6	【軟】EC	**EC14軟**	1,400	1,300	1,500	60	17.1	43	27.9	36	22.9	28	17.9
17			EC12軟	1,200	1,100	1,300	60	20.0	33	25.0	27	20.0	20	15.0
			EC10軟	1,000	900	1,100	50	20.0	28	25.0	22	20.0		
18			20蛋白60	2,000	1,900	2,100	60	12.0			62	28.0	51	23.0
19			20蛋白50	2,000	1,900	2,100	50	10.0			67	30.0	56	25.0
20			20蛋白40	2,000	1,900	2,100	40	8.0					60	27.0
21			18蛋白60	1,800	1,700	1,900	60	13.3			53	26.7	43	21.7
22	7	PC食	**18蛋白50**	1,800	1,700	1,900	50	11.1			58	28.9	48	23.9
23			18蛋白40	1,800	1,700	1,900	40	8.9					52	26.1
24			16蛋白50	1,600	1,500	1,700	50	12.5			49	27.5	40	22.5
25			16蛋白40	1,600	1,500	1,700	40	10.0			53	30.0	44	25.0
26			16蛋白30	1,600	1,500	1,700	30	7.5					49	27.5
27			16脂質15	1,600	1,500	1,700	60	15.0			20	11.3	15	8.4
28	8	【軟】FC食	**14脂質15**	1,400	1,300	1,500	60	17.1			20	12.9	15	9.6
29			12脂質15	1,200	1,100	1,300	55	18.3			20	15.0	15	11.3
30			易消化18	1,600	1,500	1,700	65	16.3			42	23.8	33	18.8
31			易消化16	1,600	1,500	1,700	60	15.0			44	25.0	36	20.0
32	9	【軟】易消化食	**易消化14**	1,400	1,300	1,500	60	17.1			36	22.9	28	17.9
33			易消化12	1,200	1,100	1,300	60	20.0			27	20.0	20	15.0

※ご飯同等の米量における目安重量として、軟飯1.2倍量、全粥2倍量、5分粥4倍量で検討

炭水化物(C比55%)(g)	炭水化物E比55(%)	炭水化物(C比60%)(g)	炭水化物E比60(%)	炭水化物(C比65%)(g)	炭水化物E比65(%)	食物繊維総量(g)	食塩相当量(g)	ご飯	米	軟飯	米	全粥	米	五分粥	米	重湯
		330	60.0	358	65.0	20	7.0	240	110							
		300	60.0	325	65.0	20	7.0	210	95	250	95					
248	55.0	270	60.0	293	65.0	20	7.0	180	80	220	80					
220	55.0	240	60.0			20	7.0	150	65	180	65	300	60			
193	55.0	210	60.0			20	6.5	150	65	180	65	300	60			
165	55.0	180	60.0			18	6.5	120	55	140	55	250	50			
		300	60.0	325	65.0	20	<6.0	210	95	250	95					
248	55.0	270	60.0	293	65.0	20	<6.0	180	80	220	80					
220	55.0	240	60.0			20	<6.0	150	65	180	65	300	60			
193	55.0	210	60.0			20	<6.0	150	65	180	65	300	60			
165	55.0	180	60.0			18	<6.0	120	55	140	55	250	50			
		270	60.0	293	65.0	20	7.0			250	95					
220	55.0	240	60.0	260	65.0	20	6.5			220	80	300	60			
193	55.0	210	60.0	228	65.0	18	6.5			180	65	300	60	300	30	
165	55.0	180	60.0	195	65.0	18	6.5			140	55	250	50	250	25	
138	55.0	150	60.0			18	6.0			120	45	200	40	200	20	200
		270	60.0	293	65.0	20	<6.0			250	95					
220	55.0	240	60.0	260	65.0	20	<6.0			220	80	300	60			
193	55.0	210	60.0	228	65.0	18	<6.0			180	65	300	60	300	30	
165	55.0	180	60.0	195	65.0	18	<6.0			140	55	250	50	250	25	
138	55.0	150	60.0			18	<6.0			120	45	200	40	200	20	200
		300	60.0	325	65.0	20	<6.0	240	110	280	110					
		300	60.0	325	65.0	20	<6.0	240	110	280	110					
				325	65.0	20	<6.0	200	90	240	90					
		270	60.0	293	65.0	20	<6.0	210	95	250	95					
		270	60.0	293	65.0	20	<6.0	210	95	250	95					
				293	65.0	20	<6.0	200	90	240	90					
		240	60.0	260	65.0	20	<6.0	180	80	220	80	300	60			
		240	60.0	260	65.0	20	<6.0	180	80	220	80	300	60			
				260	65.0	20	<6.0	180	80	220	80	300	60			
		295	73.8	306	76.6	15	<6.0	180	80	220	80	300	60	300	30	
		245	70.0	256	73.2	15	<6.0	150	65	180	65	300	60	300	30	
		200	66.7	211	70.4	15	<6.0	120	55	140	55	250	50	250	25	250
		240	60.0	260	65.0	16	6.5	210	95	250	95					
		240	60.0	260	65.0	15	6.0	180	80	220	80	300	60	300	30	
		210	60.0	228	65.0	15	6.0	150	65	180	65	300	60	300	30	
		180	60.0	195	65.0	15	6.0	120	55	140	55	250	50	250	25	250

第4章　栄養基準・食事基準の標準化（平準化）と献立計画に関する試案

図表6-2▶栄養成分別食事基準の献立展開（案）

【常】：常食、【軟】：軟菜食、EN：エネルギー、EC：エネルギーコントロール食、LC：糖質コントロール、PC：蛋白コントロール、FC：脂質コントロール

No.①	No.②	食種	一般治療食・特別治療食	主食	副食（汁物）	副食（主菜）	副食（副菜）	補助食品	備考
1		【常】	EN22	EN20or↑	EN18	EN18↑	EN18↑	△（Fe強化）	EN18の主食増量、副食増量（妊産婦食等は＋200～300kcal補食対応可）
2			EN20	EN18↑	EN18	EN18	EN18	△（Fe強化）	EN18の主食増量（妊産婦食等は＋200～300kcal補食対応可）
3	1		EN18	EN18	EN18	EN18	EN18	△（Fe強化）	
4			EN16	EN18↓	EN18	EN18	EN18	△（Fe強化）	EN18の主食減量
5	2		EN14	EN14	EN18	EN14o-rE18↓	EN14o-rE18↓	△（Fe強化）	献立によって、【軟】EN14の副食もしくは、EN18の副食減量
6			EN12	EN14↓	EN18	EN14o-rE18↓	EN14o-rE18↓	△（Fe強化）	EN14の主食減量
7		【常】EC	EN20	EN18↑	EN18	EN18	EN18		EN18汁-1食の主食増量（妊産婦食等は＋200～300kcal補食対応可）
8	3		EN18	EN18	EN18	EN18	EN18		EN18汁-1食
9			EN16	EN18↓	EN18	EN18	EN18		EN18汁-1食の主食減量
10	4		EN14	EN14	EN18	EN14o-rE18↓	EN14o-rE18↓		献立によって、EN14の副食（軟菜の副食併用可）もしくは、EN18の副食減量
11			EN12	EN14↓	EN18	EN14o-rE18↓	EN14o-rE18↓		EN14汁-1食の主食減量
		【軟】	EN18軟	【軟】EN16↑	【軟】EN14	【軟】EN14↑	【軟】EN14↑	△（Fe強化）	【軟】主食と献立によってEN14の副食増量
12			EN16軟	【軟】EN14↑	【軟】EN14	【軟】EN14	【軟】EN14	△（Fe強化）	【軟】EN14の主食増量
13	5		EN14軟	【軟】EN14	【軟】EN14	【軟】EN14	【軟】EN14	△（Fe強化）	
14			EN12軟	【軟】EN14↓	【軟】EN14	【軟】EN14	【軟】EN14	△（Fe強化）	【軟】EN14の主食減量
			EN10軟	【軟】EN12↓	【軟】EN14	【軟】EN14↓	【軟】EN14↓		【軟】主食と献立によってEN14の副食減量
		【軟】EC	EC18軟	【軟】EN16↑	【軟】EN14-1汁	【軟】EN14↑	【軟】EN14↑		【軟】主食と献立によってEN14-1汁の副食増量
15			EC16軟	【軟】EN14↑	【軟】EN14-1汁	【軟】EN14	【軟】EN14		【軟】EN14-1汁の主食減量
16	6		EC14軟	【軟】EN14	【軟】EN14-1汁	【軟】EN14	【軟】EN14		
17			EC12軟	【軟】EN14↓	【軟】EN14-1汁	【軟】EN14	【軟】EN14		【軟】EN14-1汁の主食減量
			EC10軟	【軟】EN12↓	【軟】EN14-1汁	【軟】EN14↓	【軟】EN14↓		【軟】主食と献立によってEN14-1汁の副食減量
18		PC・FC食	20蛋白60	EN20	【軟】EN14-1汁	18P50↑	18P50	△	18P50の主菜増量、※、水分制限（透析食）、肝不全用栄養剤
19			20蛋白50	EN20	【軟】EN14-1汁	18P50	18P50		18P50の主食増量、※
20			20蛋白40	EN20（低蛋白米）	【軟】EN14-1汁	18P50（or↓）	18P50（or↑）	△	低蛋白米の2/3食使用or18P50の副食増減、※
21			18蛋白60	EN18	【軟】EN14-1汁	18P50↑	18P50		18P50の主菜増量、※、水分制限（透析食）、肝不全用栄養剤
22	7		18蛋白50	EN18	【軟】EN14-1汁	18P50	18P50		※必要に応じてカリウム、リン制限
23			18蛋白40	EN18（低蛋白米）	【軟】EN14-1汁	18P50（or↓）	18P50（or↑）	△	低蛋白米の2/3食使用or18P50の副食増減、※
24			16蛋白50	EN16	【軟】EN14-1汁	18P50	18P50		18P50の主食減量、※
25			16蛋白40	EN16（低蛋白米）	【軟】EN14-1汁	18P50（or↓）	18P50（or↑）	△	低蛋白米の2/3食使用or18P50の副食増減、※
26			16蛋白30	EN16（低蛋白米）	【軟】EN14-1汁	18P50↓	18P50（or↑）	△	低蛋白米の3食使用、18P50の副食増減、※
27		【軟】FC食	16脂質15	EN16	【軟】EN14易消化-1汁	【軟】EN14易消化	【軟】EN14易消化	△（MCT）	14F15の主食増量
28	8		14脂質15	EN14	【軟】EN14易消化-1汁	【軟】EN14易消化	【軟】EN14易消化	△（MCT）	【軟】EN14易消化より調整、油脂の制限（MCTオイル推奨）
29			12脂質15	EN12	【軟】EN14易消化-1汁	【軟】EN14易消化	【軟】EN14易消化	△（MCT）	14F15の主食減量
30		【軟】易消化食	易消化18	EN18	【軟】EN14易消化-1汁	【軟】EN14易消化	【軟】EN14易消化↑	△	易消化14の主食と副食増量
31			易消化16	EN16	【軟】EN14易消化-1汁	【軟】EN14易消化	【軟】EN14易消化	△	易消化14の主食増量
32	9		易消化14	EN14	【軟】EN14易消化-1汁	【軟】EN14易消化	【軟】EN14易消化	△	献立によって【軟】EN14の食材変更
33			易消化12	EN12	【軟】EN14易消化-1汁	【軟】EN14易消化	【軟】EN14易消化	△	易消化14の主食減量

⑤特別治療食・脂質コントロール（FC）食

低脂質食は、膵臓病（急性膵炎[16]、慢性膵炎[17]）などが対象となる。

エネルギーは、1,200kcalから1,600kcalまで200kcal単位で3食種とし、脂質は、一律15g程度に設定する。

基準とする基本献立（図表6-3のFC14）より、主食量の増減で調整する。食塩相当量は6g未満とする。

急性膵炎では、腸閉塞や消化管閉塞などの経腸栄養の禁忌条件該当者以外は、入院48時間以内に少量からでも経腸栄養の開始し、腸蠕動が回復していれば、発症1日以内に経口摂取（脂質摂取15g/日の固形食）を開始した方がよいとの報告がある[16]。また、必ずしも流動食から分粥、全粥などと段階食のステップを踏む必要はないとも明記されているため、本FC食は、急性期の一時的な初期段階の食事とし、易消化食やEC食に移行していくことを推奨する。

軟菜食や分粥の考え方は、②の軟菜食に示した通りである。

⑥易消化食

易消化食は、胃潰瘍や消化器疾患の術後段階食、検査食が対象となる。消化管の保護を目的として、脂質や不溶性食物繊維、刺激物を制限する。

エネルギーは、1,200kcalから1,800kcalまで200kcal単位で4食種とし、軟菜食より必要に応じ、食材変更で展開することを推奨する。**食塩相当量は6g前後**とする。基準とする基本献立（図表6-3の易消化1400kcal）より、主食量と副食量の増減で調整する。

⑦その他食種

胃切後早期のダンピング症候群や食欲不振食の対応などは、**軟菜食や易消化食の1,000kcal、1,200kcal、もしくは1,600kcalのハーフ食800kcalに補食を用いて、段階食を設定**することが可能と考える（図表6-3）。

最後に、一般治療食では特別食加算が算定できないため、できる限り補助食品などの付属品を使用しない献立作成を推奨したいが、食欲不振の低栄養患者などは、栄養状態の改善が治療のアウトカムに大きく影響するため、補助食品や付加食のニーズは高い。そのため、個々の病態、栄養状態、喫食状況等のアセスメントに基づき、「ハーフ食」など既存の食種も検討した上で、必要に応じ、補助食品、付加食の個別対応を検討する。

現状は、多くの施設で、様々な補助食品を揃えすぎていて、食材料費が跳ね上がる要因になっていたり、使用しきれずに廃棄したりと、その支出が給食経営の足を引っ張っている施設も多いため、病院機能や特徴に合わせ、必要とされる補助食品、付加食をあらかじめリスト化し、集約しておくことを推奨する。栄養サポートチーム加算など栄養指導実施加算に紐づけた対応として、体系化しておくことも必要と考える。

図表6-3▶院内約束食事箋の病態別の食事基準（案）

No.①	No.②	食種	一般治療食・特別治療食	一般治療食					特別治療食					
				基本食	軟菜食	妊産婦	幼児食	学童食	腎臓食【G3a】	腎臓食【G3b/4/G5】	透析食【G5D】	糖尿食	脂質異常食	心臓食 ※必要に応じ水分制限
1		【常】EN	EN22	○		○								
2			EN20	○		○								
3	1		EN18	○		○								
4			EN16	○				○						
5	2		EN14	○			○	○						
6			EN12	○			○	○						
7		【常】EC	EC20									○	○	○
8	3		EC18									○	○	○
9			EC16									○	○	○
10	4		EC14									○	○	○
11			EC12									○	○	○
		【軟】EN	EN18軟		○									
12			EN16軟		○			○						
13	5		EN14軟		○		○	○						
14			EN12軟		○		○	○						
			EN10軟				○							
		【軟】EC	EC18軟									○	○	
15			EC16軟								○	○	○	○
16	6		EC14軟								○	○	○	○
17			EC12軟									○	○	○
			EC10軟											
18		PC食	20蛋白60						○		○			○
19			20蛋白50						○	○				
20			20蛋白40							○				
21			18蛋白60						○		○			○
22	7		18蛋白50						○	○				
23			18蛋白40							○				
24			16蛋白50						○		○			
25			16蛋白40						○	○				
26			16蛋白30							○				
27		【軟】FC食	16脂質15											
28	8		14脂質15											
29			12脂質15											
30		【軟】易消化食	易消化18											
31			易消化16											
32	9		易消化14											
33			易消化12											

										その他（形態加工など）			
妊婦治療食	肝臓食（代償性）	肝臓食（非代償性）	膵臓食（慢性）	膵臓食（急性）	痛風食	貧血食	潰瘍食	術後食	検査食	refeeding（half）食	低残渣食	嚥下食	経口ミキサー（流動）食
						○							
						○							
						○							
						○							
						○							
						○							
○	○		○		○								
○	○		○		○								
	○		○		○								
			○		○								
			○		○								
						○							
						○				1/2			
						○							
						○							
										○			
	○		○		○								
	○		○		○		○	○		1/2		○	
			○		○		○	○				○	○
			○		○		○	○				○	○
							○	○		○			
		○											
		○											
			○										
			○										
			○										
							○	○			○		
							○	○	○		○	○	
							○	○	○		○	○	○
							○	○	○		○	○	○

第4章　栄養基準・食事基準の標準化（平準化）と献立計画に関する試案

図表7-1▶CKDステージによる食事療養基準

ステージ（GFR）	エネルギー（kcal/kgBW/日）	たんぱく質（g/kgBW/日）	食塩（g/日）	カリウム（mg/日）
ステージ1（GFR ≧ 90）	25 ～ 35	過剰な摂取をしない	3 ≦ < 6	制限なし
ステージ2（GFR 60 ～ 89）		過剰な摂取をしない		制限なし
ステージ3a（GFR 45 ～ 59）		0.8 ～ 1.0		制限なし
ステージ3b（GFR 30 ～ 44）		0.6 ～ 0.8		≦ 2,000
ステージ4（GFR 15 ～ 29）		0.6 ～ 0.8		≦ 1,500
ステージ5（GFR < 15）5D		0.6 ～ 0.8		≦ 1,500
（透析療養）	別表			

ステージ5D

	エネルギー（kcal/kgBW/B）	たんぱく質（g/kgBW/日）	食塩（g/日）	水分	カリウム（mg/日）	リン（mg/日）
血液透析（週3回）	30-35 [注1、2]	0.9 ～ 1.2 [注1]	< 6 [注3]	できるだけ少なく	≦ 2,000	たんぱく質（g）×15
腹膜透析	30-35 [注1,2,4]	0.9 ～ 1.2 [注1]	PD除水量（L）×7.5 ＋尿量（L）×5	PD除水量 ＋尿量	制限なし [注5]	たんぱく質（g）×15

注1）体重は基本的に標準体重（BMI=22）を用いる。　注2）性別、年齢、合併症、身体活動度により異なる。
注3）尿量、身体活動度、体格、栄養状態、透析間体重増加を考慮して適宜調整する。
注4）腹膜吸収ブドウ糖からのエネルギー分を差し引く。　注5）高カリウム血症を認める場合には血液透析同様に制限する。
出典：日本腎臓学会, 慢性腎臓病に対する食事療法基準 2014年版, 日腎会誌 56（5）：553,2014

図表7-2▶CKDステージによる食事療養基準に基づくエネルギーとたんぱく質の概算値

参照身長[※1]	標準体重[※2]	エネルギー（kcal）			たんぱく質（g）		
		E25g/kgBW	E30g/kgBW	E35g/kgBW	P0.6g/kgBW	P0.8g/kgBW	P1.0g/kgBW
150	50	1,250	1,500	1,750	30	40	50
155	55	1,375	1,650	1,925	33	44	55
160	58	1,438	1,725	2,013	35	46	58
165	60	1,500	1,800	2,100	36	48	60
170	65	1,625	1,950	2,275	39	52	65

※1日本人のための食事摂取基準2020年版、※2BMI22より算出

　以上が、栄養基準の標準化・平準化の一案である。**本案では、最大数として、一般治療食の常食6食種、軟菜食3食種、特別治療食のEC食常食5食種、EC食軟菜食3食種、PC食9食種、FC食3食種、易消化4食種の計33食種の集約例**を示した。図表8の調査結果[5]と比較しても最大で30食種程度に集約することは妥当と考える。また各施設の専門性や患者の特色に応じて、さらに設定食種を減らすことが可能であり、展開の仕方や基準とする基本献立の変更を検討することを推奨する。その際には、現状の設定食種数と実提供食種数集計を確認[5]し（図表9）、年間を通じて提供がなく、かつ集約しても問題が無い食種の有無などを精査し、整理することが、給食管理の効率化につながると

図表8 ▶ 食事箋の食事基準分類別にみた治療食の設定食種数

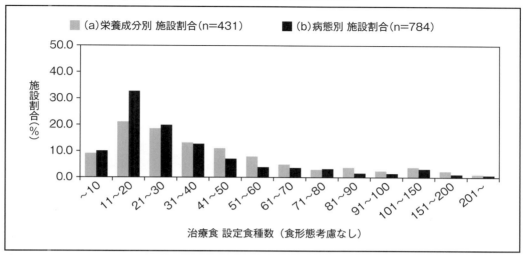

（出典：市川陽子,ほか：医療施設の給食業務に関する実態調査：設定および提供食種数、食数管理の現状．令和元年度厚生労働行政推進調査事業費補助金（循環器・糖尿病等生活習慣病対策総合研究事業）分担研究報告書，pp.28-92.2022.）

図表9 ▶ 設定食種数と実提供食種数の差

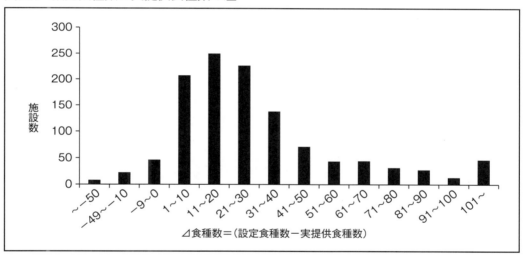

（出典：市川陽子,ほか：医療施設の給食業務に関する実態調査：設定および提供食種数、食数管理の現状．令和元年度厚生労働行政推進調査事業費補助金（循環器・糖尿病等生活習慣病対策総合研究事業）分担研究報告書，pp.28-92.2022.）

考える。

（4）個別対応や形態加工などへの対応

　献立の集約に成功しても、それ以上に個別対応が多岐に渡れば、給食管理の効率化は目指せない。

　個別対応には、主食（飯〜粥）と副食の形態加工やアレルギー対応、治療上の食物禁忌対応、ハラールなどの宗教対応、嗜好による対応などが含まれる。

　先ず、形態加工については、前項で示した図表5の食種展開構造の軟菜食を基本献立として、食形態コントロール食（5分菜食）へ展開する上で、主食と副食の形態加工の段階を決めておく必要がある。今まで各病院機能別施設の形態加工の整理に携わっていた経験や前述の報告[9]を参考に食形態別仕様食品（調理）基準を提案する（図表10）。この

図表10▶食形態別使用食品（調理）基準（案）

		常食	軟菜食	五分菜食			易消化食
食形態の内容			固いもの・繊維が多い食品は使用せず、咀嚼しやすいように調理した食事	脂質が多い食品や香辛料の使用を控え、軟菜より軟らかく調理した食事			脂質が多い食品や香辛料の使用を控え、主に煮る・蒸すなど、胃内停滞時間が短くなるよう調理した食事
副食のかたさ		普通に噛める	箸やスプーンで切れる	歯茎でつぶせる	舌でつぶせる	かまなくてよい	普通に噛める
大きさの目安			2 cm	1 cm	1 cm 未満	ミキサー・ペースト状	
献立例	主食	米飯	米飯（軟飯）〜全粥	全粥	全粥〜五分粥（全粥ミキサー）	全粥ミキサー〜重湯ゼリー	米飯（軟飯）〜全粥
	魚介類	焼魚	焼魚	煮魚	煮魚	煮魚	煮魚
	肉類	鶏からあげ	鶏照り焼き	ささみそぼろと豆腐のくず煮	ささみそぼろと豆腐のくず煮	ささみそぼろと豆腐のくず煮	鶏（皮なし）照り焼き
	卵類	だし巻き卵	だし巻き卵	スクランブルエッグ	卵豆腐	卵豆腐	だし巻き卵
	野菜類1	小松菜の和え物	小松菜の和え物	小松菜の煮浸し	小松菜の煮浸し	小松菜の煮浸し	小松菜の煮浸し
	野菜類2	南瓜の煮物	南瓜の煮物	南瓜（皮むき）の煮物	南瓜（皮むき）の煮物	南瓜（皮むき）の煮物	南瓜（皮むき）の煮物
	果実類	りんご	りんご	りんごコンポート	りんごコンポート	りんごゼリー	りんごコンポート
嚥下食ピラミッド（学会分類2021）			L4（4）	L4（4）	L4（3）	L3（2）	
UDF：ユニバーサルデザインフード（日本介護食品協議会）			容易にかめる（1）	歯茎でつぶせる（2）	舌でつぶせる（3）	かまなくてよい（4）	
スマイルケア食（農林水産省2015）			5	4	3	2	

096　第4部　給食システムソリューション

形態加工は、嚥下調整食分類2021[18]のコード4〜2-2の基準に準じている。

しかしながら、このコード分類の段階食については、各施設で基準の考え方にかなりのばらつきがみられる。こうした問題については、自治体単位で地域包括的に基準の平準化を進めている事例もあり[19]、そうした流れに期待したいと考える。

次にアレルギー対応と治療上の食物禁忌対応については、重篤なアレルギーは命に係わり、重大な有害事象につながる恐れがあるため、しっかりとした食物禁忌食（禁食）の対応が求められる。また治療上の禁食対応もまた同様である。

しかし食物アレルギーの管理・治療の原則は、食べると症状が誘発される食物だけを除去する「必要最小限の除去」と原因食物でも症状が誘発されない「食べられる範囲」までは食べることができると示している[20]。そのため、アレルギー対応は、「○○禁（完全除去）、○○禁、○○禁（加工品可）」など段階的な区分をもって対応している施設も多く[21]、それを推奨する（図表11）。

アレルギー対応は、基本的には特定原材料表示義務、推奨の食材[22)23)]が対象となる（図表12）。

図表11▶アレルギー対応食材（例）

例	○○禁（完全除去）	○○禁	○○禁（加工品可）
豚肉禁	・肉を使用している食品は微量でも禁止 ・コンソメや肉エキスなどその成分が含まれているものも禁止	・肉を使用した料理（ハム・ソーセージなどの加工品も含め）禁止 ・コンソメや肉エキスなどは使用可能	・肉をそのまま使用した料理は禁止 ・ハム・ソーセージなどの加工品は使用可能
大豆禁	・大豆・大豆製品を使用している食品は微量でも禁止 ・味噌や醤油などの加工品も禁止		・大豆・大豆製品を使用している料理の禁止 ・味噌や醤油などの加工品は使用可能

図表12▶アレルギー対応食材

根拠規定	特定原材料などの名称	表示義務
特定原材料 （8品目）	えび、かに、くるみ、小麦、そば、卵、乳、落花生	義務
特例原材料に準ずるもの （20品目）	アーモンド、あわび、いか、いくら、オレンジ、カシューナッツ、キウイフルーツ、牛肉、ごま、 さけ、さば、ゼラチン、大豆、鶏肉、バナナ、豚肉、マカダミアナッツ、もも、やまいも、りんご	推奨 （任意）

(出典：消費者庁：令和3年度食物アレルギーに関連する食品表示に関する調査研究事業報告書.令和4年3月
消費者庁食品表示企画課;アレルゲンを含む食品に関する表示について.令和6年3月28日)

さらに、外国人患者の受け入れ医療機関が増えてきている背景から、宗教的な対応が益々必要となってきている[24]。宗教対応は、食に対する強い信念をもつ「心のアレルギー」であるため、コンタミネーションの可能性も踏まえ、特定原材料表示などの対応が必要となる。基本的には、「○○禁（完全除去）」の対応となることが多い。

　嗜好による対応については、患者の好き嫌いをアレルギーと同じように対応している場合があるが、基本的には嗜好による対応は必要ない。患者教育で、入院中の食事は治療の一環であることをしっかり伝え、認識してもらう必要がある。

　このように、形態加工含め、個別対応については管理栄養士が入院前や病棟で患者に直接確認・指導することで、不要な対応を省くことができ、本当に必要な対応に注力できる。さらに、患者自身が治療食の意味・重要性を認識することで、喫食率も上がり、栄養状態の改善、ひいては早期回復に寄与すると考える。

　病棟配属で臨床業務に携わる管理栄養士が増えてきている昨今、この機会をチャンスととらえ、ベットサイドで喫食状況や残食量を確認し、段階食のレベル変更を指示し、食事を基に退院後の食育を行うべきと考える。

（5）病院機能分類に応じた献立のサイクル決め

　病院の規模や急性期か療養型など専門性に応じて、献立のサイクルが異なる。そのことは病院機能分類別にみた入院患者数、在院日数に違いがあることからも分かる[25]（図表13）。

　平均在院日数が2週間程度の急性期病院は、14日分前後のサイクル献立とし、長期療養型の病院では、4週間～12週間程度のサイクルで、季節ごとに食材変更など検討することを推奨する。このように献立のサイクルをパターン化することで、作業性が向上し、効率化にもつながる。効率化を図ることで、今まで以上に行事食やイベント食などに趣向を凝らしたり、より緩急をつけられるようになったりし、結果、患者の食への関心度や満足度が高まりことにつながると考える。

図表13▶院機能分類別にみた平均入院患者数と平均在院日数

医療機能の名称 （区分）	病院種別	平均入院患者数[*1]	平均在院日数[*1]
高度急性期機能	特定機能病院、大学病院など	500人／日以上	10-14日
急性期機能	地域医療支援病院など	500人／日未満	16日
回復期機能	リハビリテーション病院	100人前後／日	90日
慢性期機能	療養（介護療養）病院	200人前後／日	130日
	精神科病院		280日

*1：（厚労省）2022年医療施設（動態）調査・病院報告より

また、朝昼夕ごとの提供料理数や汁物の有無、牛乳など乳製品の提供パターンも固定化しておく方が、盛り付け作業（トレイメイク）の時間短縮につながり、誤配膳のリスクも減らせる。このアイテム数の固定化は、特にニュークックチルの場合は、再加熱カートの特性によっては必須となる。

　サイクル献立数の見直しや料理数、アイテム数の固定化は、仕込みから調理、盛り付けの一連の流れの生産計画（プロダクション）を作成するためにも検討しておきたい重要事項である。

2　高齢者施設給食

（1）高齢者施設の特徴と給食における現状の課題

　食事を提供する主な介護保険サービスには、3食提供する施設系サービスの介護老人福祉施設（特別養護老人ホーム）、介護老人保健施設、介護療養型医療施設、介護医療院、地域密着型サービスの認知症対応型共同生活介護（グループホーム）、居宅介護サービスの介護付有料老人ホーム等、短期入所サービス（ショートステイ）と通所サービスのデイケアやデイサービスがある。

図表14▶食事提供を伴う主な介護保険サービス

サービスの種類	介護給付を行うサービス （対象：要介護1〜5）	予防給付を行うサービス （対象：要支援1・2）
施設サービス	介護福祉施設（特別養護老人ホーム） ＊要介護3〜5	－
施設サービス	介護老人保健施設	－
施設サービス	介護療養型医療施設（2024.3迄）	－
施設サービス	介護医療院	－
地域密着型	認知症対応型共同生活介護 （グループホーム）	介護予防認知症対応型共同生活介護＊要支援2のみ
居宅介護サービス	特定施設入居者生活介護 （介護付有料老人ホーム等）	介護予防特定施設入居者生活介護
短期入所サービス	短期入所生活介護 （福祉施設でのショートステイ）	介護予防短期入所生活介護
短期入所サービス	短期入所療養介護 （老健施設でのショートステイ）	介護予防短期入所療養介護
通所サービス	通所リハビリテーション（デイケア）	介護予防通所リハビリテーション
通所サービス	通所介護（デイサービス）	介護予防通所介護
地域密着型	認知症対応型通所介護	介護予防認知症対応型通所介護

（出典：厚生労働省HP介護保険制度の概要26）及び介護事業所・生活関連情報検索27）より抜粋、作表）

第4章　栄養基準・食事基準の標準化（平準化）と献立計画に関する試案

サービスの種類ごとに役割や利用条件に違いがあるため各々を把握する必要がある。

　介護老人福祉施設は、日常生活の世話、機能訓練、健康および療養上の世話を行う施設であり、いわゆる生活の場である。一方、介護老人保健施設は自立した日常生活を営むことができるよう、日常生活動作のリハビリ等を行いながら、在宅生活復帰をめざす、専門的なリハビリテーションや医療ケアを提供する施設である。したがって常勤の医師や理学療法士等リハビリ専門のスタッフの配置が義務づけられており、看護師の配置基準人数も多くなっている。

　入所者の条件にも違いがあり、介護老人福祉施設は原則要介護3〜5であるが、介護老人保健施設は要介護1より受入れ可能である。

　このように、各施設の役割、入所者の要介護度、リハビリの有無などには違いがある。したがって同じ施設サービスであっても、介護福祉施設は生活の場としての食事であり、季節や行事を取り入れた食事を話題にしながら、食を楽しむ工夫なども重要である。

　治療食（療養食）の対応についても、生涯、施設での生活となる場合も多く、終の棲家であるため、退院後自ら食事管理の継続を必要とする病院と同等の細かい栄養管理は求められない。

　一方、介護老人保健施設は病院と在宅への中間施設の位置づけであり、リハビリによる自立をめざしているため、介護福祉施設に比べて活動量も多く、入居期間は短くなっている。そのため、給与エネルギー目標量は高くなり、食事の役割にも生活の場として楽しみの部分と、日常生活動作の向上部分の両面がある。

　病院と連携した入居者が多い場合は、病院で提供されている治療食についてご家族や本人が指導を受けていることもあり、自宅復帰後良好なコントロールを保つために、病院に準じた食事管理が必要な場合もある。したがって、施設の特徴や方針を踏まえ、治療食の対応方法や許容範囲についても医師他各専門職とチームで検討することが必要である。

　高齢者施設給食の課題については、病院給食と同様に昨今の食材費の高騰、最低賃金のアップや人材不足により、基準費用額内での提供が多くの施設で難しい状況となっている。そこで人材不足や朝食の働き方改革の目的から、完全調理済食品の導入やクックチルシステム、セントラルキッチン方式の導入や検討が進んでいる。

　介護保険施設の食事費用は、病院給食とは異なり、施設と利用者との契約で決まるため価格は原則自由である。しかし、施設サービスについては、利用負担第1段階から第3段階を対象に段階ごとに負担限度額が設定されており、標準的な費用の負担額（基準費用額）と負担限度額との差額を、介護保険から特定入所者介護（予防）サービス費として給付される。基準費用額より高い設定をしても良いが、第4段階の入居者が少ない場合には、基準費用額までの費用の人が多くなるため収入増は僅かである。したがって、

食事の費用を基準費用額に設定している施設が多い。

食事サービスの基準費用額は、令和3年度の介護報酬改定により、1日1,392円から1,445円に見直され、令和6年度の改定では、現行維持と公表されている[28]。

（2）給与エネルギー目標量の設定と治療食

各施設の給与エネルギー目標量算出の際に、推定エネルギー必要量を算出するが、その際に使用する身体活動レベルについては注意が必要である。

日本人の食事摂取基準2020年版[7] 推定エネルギー必要量は（図表15）のとおりである。65歳～74歳の身体活動係数は、レベルⅠ（低い）1.45、レベルⅡ（普通）1.70、レベルⅢ（高い）1.95で算出されているが、この活動係数は健康で自立した生活を送っている高齢者の場合である。

施設における高齢者の推定エネルギー必要量の算出には、原則として病院の場合の身体活動レベル（図表16）にそろえると示されている。[29]

介護老人福祉施設入居者では、身体活動レベル約1.2または1.3が中心であり、日本人の食事摂取基準2020年版推定エネルギー必要量（Kcal/日）のⅠ（低い）をそのまま使用すると、実際より高い値となる。

一方、リハビリを実施し、自立した日常生活を目指している介護老人保健施設やデイケア、デイサービスの利用者については、身体活動レベル1.4として考えるとⅠ（低い）の値を使用した場合、75歳以上では同じ値、65歳～74歳は1.45であり若干高めになる。

たとえば、70歳男性体重60kgの場合、基礎代謝量（Kcal/日）＝基礎代謝基準値21.6（Kcal/kg体重/日）×60（kg）＝1,296Kcal/日となり、身体活動レベル0.1の違いで約130Kcal差が生じる。

介護保険施設では、医師の指示のもと治療食（療養食）を提供すると療養食加算が算定可能であるが、表図表17に示されているとおり療養食加算の算定をしている介護福祉

図表15▶年齢階級別に見た身体活動レベル（男女共通）

身体活動レベル	レベルⅠ（低い）	レベルⅡ（ふつう）	レベルⅢ（高い）
50～64（歳）	1.50	1.75	2.00
65～74（歳）	1.45	1.70	1.95
75以上（歳）	1.40	1.65	-

（出典：日本人の食事摂取基準2020年度の実践・運用）

図表16▶入院患者・自宅療養者の身体活動レベル

	身体活動レベル
ベッドで横になっている時間の多い人	約1.2
ベッドで起き上がる、ベッド周辺を移動する時間が多い人	約1.3
リハビリテーションを実施中	約1.4

日本人の食事摂取基準2020年度の実践・運用P24より作表

図表17▶介護保険施設における各加算の算定状況[30)]

	口腔衛生管理加算（Ⅰ）	口腔衛生管理加算（Ⅱ）	経口維持加算Ⅰ	経口維持加算Ⅱ	経口移行加算	再入所時栄養連携加算	療養食加算	栄養マネジメント強化加算
介護老人福祉施設	10.3	9.7	24.2	13.8	1.4	0.5	57.0	22.5
介護老人保健施設	11.4	16.2	49.1	34.8	6.9	0.9	93.2	26.4
介護医療院	12.5	14.0	33.3	22.2	8.9	0.3	85.0	23.3
介護療養型医療施設	10.8	－	18.0	9.1	4.9	－	66.5	－
地域密着型介護老人福祉施設	7.6	9.3	15.4	8.4	0.5	0.2	38.4	28.4

※算定率：加算請求事業所／請求事業所数×100
出典：「介護給付費等実態統計」老健局老人保健課特別集計
（R3.4〜R4.3 12ヶ月平均）

施設は、57％と介護老人保健施設の93.2％に比べ低い割合となっている。

　また、経口維持加算・経口移行加算と療養食加算の同時算定は平成27年4月より可能[31)]となっている。しかし介護福祉施設においては、医師、STが常勤していない場合が多く、経口維持加算算定のハードルが高いため、老人保健施設に比べ低い比率となっている。

　療養食加算算定を行っていない施設も含め、治療食（療養食）管理は、重症化予防の為に重要であるが、同時に先の研究報告[32)]に示されているとおり、新規入所者の低栄養中高リスクの割合が介護福祉施設で67％、介護老人保健施設で62％と半数以上に渡る高い割合となっており、低栄養の改善は高齢者施設の課題である。

　低栄養には味覚の低下や咀嚼機能、嚥下機能の低下、食欲の低下など生理機能の低下はもとより、食べることへの意欲低下など心理面も影響を与えている。

　施設では食堂で共に食事をとるケースが多く、療養食の副食はできる限り同じものを提供し、主食や汁物の分量、漬物や佃煮の種類などで可能な限り調整し、主菜や副菜はなるべく同じものを提供する献立展開が望まれる。

　治療食（療養食）献立展開の際には、あらかじめなるべく常食と料理名が変わらずに提供できるように食品構成の作成を行うことが必要であり、食種を単に細かく刻むのではなく、食事を楽しみ、栄養状態を維持し、生活習慣病の重症化予防につなぐことが重要である。

　高齢者では、栄養状態や摂食状況、嚥下機能に個人差があるため、一人一人に合わせた対応が必要となる。施設の役割や特徴を踏まえ、各個人の栄養ケアマネジメントを作成し、栄養食事管理を行うことが、栄養士・管理栄養士の役割である。

（3）個別対応や形態加工などへの対応

　高齢者施設では、摂食嚥下機能など個人差が大きい分、形態加工食などの対応が主となる（病院給食：図表10）。

　形態加工食は、きざみ食やミキサー食などを食種として立てるか、個別対応とするかは、その施設の機能や利用者の特色によって判断しておくことを推奨する。また、きざみ食対応をなくし、刻まなくても食べやすい料理を設定する場合もある。

　嚥下調整食分類については、物性測定値が提示された「嚥下調整ピラミッド」[33] が発表され使用されてきたところであるが、日本摂食嚥下リハビリテーション学会において「嚥下調整食分類2013」が発表され、その後「嚥下調整食分類2021」[18] が発表された。各施設の食種を「嚥下調整食分類2021」に当てはめることで、共通の指標として活用されている。

　一方、コード分類に記載のないきざみ食の段階や呼称、大きさについては、施設ごとまちまちである。『栄養学雑誌』vol.62に掲載された報告[34] によると、「きざみ」「極きざみ」でばらつきが見られ、一口大という調理定義に対する最大サイズは0.5cm〜4.0cmと広範囲にわたっている。このように、ことばによる調理定義の認識も施設間で異なることが明らかになったと示されている。

　嚥下調整食分類2021のQ＆A解説文[18] には、「本来、きざみやミキサーは調理手技にすぎません。あくまでも出来上がったものの物性で判断すべきであると考えています。」と記載されている。すなわち、きざみ食のコード分類は、きざみ加工をする前の料理の物性により判断する必要がある。

　このように、施設間で呼称や大きさ、用語に対する定義がまちまちであり、施設間の情報共有には課題が残る。

　また、ミキサー食については、使用機器や材料の種類や分量により加水の有無や加水量が異なる。標準作業手順書が作成されていない場合、担当者により水分量や盛付量が異なってしまい、献立に記載された栄養量より少ない量が提供された場合には、正しい栄養量が提供されない可能性が生じる。高齢者施設では、長期間ミキサー食を提供するケースが多いため、標準作業手順書を作成することはもちろんであるが、個人の喫食状況や栄養状態を把握し、対応することが重要である。

　厚生労働省では、2025（令和7）年までに地域包括ケアシステムの構築を推進しているが、施設間の食事情報共有は重要なポイントである。たとえば、病院と高齢者施設間で食事内容の情報は入院時情報提供書に記載され共有されるが、現段階では、食事形態に関する共通の用語や大きさ基準はないため、施設間で詳細な確認や記載が必要となる。

　補助食品や付加食の考え方も、先に述べた病院給食と同様で、必要な商品ラインナップを精査し、集約しておくことを推奨する。

献立のサイクル日数については、基本サイクルは4週間〜6週間程度と絞り、季節ごとのサイクル献立作成の際、料理の組み合わせや曜日、昼夕の移動、食材変更などにより組み換えることを推奨する。献立のサイクルをパターン化することで、作業性が向上し、効率化を図ることで、今まで以上に行事食やイベント食などに試行を凝らすことができ、利用者の食への関心度や満足度を高めることにつながる。

（4）献立展開表

　前提を介護老人福祉施設とし、摂取基準の参照体位を元に身体活動レベル「ベッドで起き上がる、ベッド周辺を移動する時間が多い人」として1.3にて図表18のとおり給与エネルギー目標量を算出し、献立展開表を本章で示す。

　なお、施設の男女比および年齢構成については、厚生労働省令和4年介護保険施設入所者調査結果より引用した。[36]

　介護福祉施設で提供される主な食種、常食1400Kcal・減塩1200Kcal（E1200減塩）・減塩1600Kcal（E1600減塩）・腎臓病食たんぱく質40g（P40）・脂質制限食30g（F30）・嚥

図表18▶給与エネルギー目標量の設定

年齢（歳）	男性				女性			
	基礎代謝基準値（Kcal/kg体重／日）	参照体重（kg）	基礎代謝量（kcal／日）	基礎代謝量×1.3（kcal／日）	基礎代謝基準値（Kcal/kg体重／日）	参照体重（kg）	基礎代謝量（kcal／日）	基礎代謝量×1.3（kcal／日）
65〜74	21.6	65.0	1,400	1,820	20.7	52.1	1,080	1,404
75以上	21.5	59.6	1,280	1,664	20.7	48.8	1,010	1,313

図表19▶荷重平均栄養所要量

年齢（歳）	性別	人数	1人1日当り給与栄養所要量		給与栄養所要量合計	
			推定エネルギー必要量丸め値（kcal／日）	たんぱく質（g／日）	エネルギー（kcal／日）	たんぱく質（g／日）
65〜74	男	4.6	1,800	60	8,280	276
	女	4.6	1,400	50	6,440	230
75以上	男	18.4	1,650	60	30,360	1,104
	女	72.4	1,300	50	94,120	3,620
合計		100			139,200	5,230
					1,392	52.3

注）令和4年介護保険施設入所者調査男性23%　女性77%
74歳以下：男性19.9%、女性6.0%　75歳以上：男性80.1%、女性94.0%

図表20▶食品配分例

	常食 1400	E1200 減塩	E1600 減塩	P40	F30	コード 4	コード 3	コード 2−2
エネルギー (kcal)	1400	1200	1600	1400	1400	1400	1400	1400
たんぱく質 (g)	55 (16%)	52 (17%)	60 (15%)	40 (11%)	55 (16%)	50 (14%)	50 (14%)	50 (14%)
脂質 (g)	39 (25%)	38 (28%)	45 (25%)	45 (29%)	30g (19%)	40 (26%)	40 (26%)	40 (26%)
炭水化物 (g)	206 (59%)	165 (55%)	240 (60%)	240 (60%)	228 (65%)	210 (60%)	210 (60%)	210 (60%)
塩分相当量 (g)	7	6未満	6未満	6未満	6未満	7	7	7
主食　ごはん	ご飯 140g	ご飯 100g	ご飯 180g	→	→	軟飯・全粥	全粥 200g	ミキサー粥＊
汁（朝・夕）	基本量	→1/2 量	→	→	→	基本量	1/2 量とろみ	1/2 量とろみ
主菜	肉・魚基本 60g	→	→	40g	白身魚・鶏皮無・牛豚モモ肉	軟菜（歯茎でつぶせる）	→軟菜ゼリー	軟菜ミキサー
副菜（漬物類）	漬物・佃煮類	減塩佃煮	→	→		佃煮	→	→
飲み物（朝）	牛乳1パック	→	→	高エネジュース	低脂肪牛乳	牛乳1パック	ヨーグルト	→
果物（昼）	生フルーツ・缶詰	生フルーツ	→	缶詰	生フルーツ・缶詰	缶詰	缶詰ミキサーゼリー	→
油脂類	10	→	→	15	5	10	→	→
その他					ノンオイルドレッシング使用	汁物必要に応じとろみ	ゲル化剤使用	＊でんぷん分解酵素を含むゲル化剤

　下調整食コード４・コード３・コード２−２の献立展開表について図表20に示す。

　主菜・副菜はできる限り同じ料理とし、切身の大きさ、たれの分量、ドレッシング類など調理工程がなるべく増えない方法で調整可能となるよう計画した食品構成をもとに展開表を作成する。

　嚥下調整食については、「学会分類コード」[18] の表記とした。コード３については、日本摂食嚥下リハビリテーション学会ホームページ掲載の嚥下調整食作成動画マニュアル[37] にも示されているとおり、形を残す調理方法とミキサー後ゲル化剤で成型する方法の二種類がある。しかし、形を残す方法はコード４との差がわかりにくいこと、ゲル化剤で成型する方法はレシピ化により調理担当者によるできあがりのバラつきが少ないことから後者の内容とし、コード２−２はミキサーでなめらかな状態にし、スプーンですくって食べることを想定とする内容とする。また、おやつを約100kcal程度提供する前提とし、主食量を設定した。

　展開表をもとに献立を作成することで、治療食展開時の調整および複数担当者による作業や引き継ぎ、指導が容易となる。

引用文献：

1) 厚生労働省（保医発0305第14号）；入院時食事療養費に係る食事療養及び入院時生活療養費に係る 生活療養の実施上の留意事項について（令和6年3月5日）

2) 厚生労働省第170回社会保障審議会医療保険部会資料3「入院時の食費について」（令和5年11月9日）

3) 厚生労働省（保医発0307第7号）；健康保険及び国民健康保険の食事療養標準負担額及び生活療養標準負担額及び 後期高齢者医療の食事療養標準負担額及び生活療養標準負担額の一部を改正する 告示」の公布について（令和6年3月7日）

4) 公益社団法人日本栄養士会医療事業推進委員会；2022年度政策課題「2022年度全国病院栄養部門実態調査」報告書.2022.

5) 市川陽子,江後洋志；3.医療施設の給食業務に関する実態調査：設定および提供食種数、食数管理の現状、令和元年度厚生労働行政推進調査事業費補助金（循環器・糖尿病等生活習慣病対策総合研究事業）分担研究報告書、pp.28-92.2020.

6) 幣憲一郎；「外科治療における患者給食の意義.新しい病院食の概念：栄養成分別コントロール食」,外科と代謝・栄養55巻2号.2021年4月

7) 厚生労働省；「日本人の食事摂取基準2020年版」策定検討会報告書（2019年）

8) 片桐諒子、佐々木敏；「日本における診療ガイドラインの食事・栄養素等に関する記述の収集評価」,臨床栄養.Vol.143（1）.2025.7

9) 赤尾正,田中治子；3.医療施設の効率的・効果的な給食管理業務の推進に向けた課題の検討：栄養基準量等の集約化、適用に関する試案,厚生労働行政推進調査事業費補助金（循環器・糖尿病等生活習慣病対策総合研究事業）分担研究報告書, pp.58-70.2022.

10) 山下翠,田中智子,湯田華奈美等；「結腸 ERAS® プロトコルにおける 早期固形食摂取の安全性についての検討」、JSPEN Vol.1（4）.2019

11) 中村文隆,藤井正和,七里圭子等；「チーム医療による手術侵襲軽減策とアウトカム － 消化器外科におけるチーム医療による実践的手術侵襲軽減策とアウトカム」,外科と代謝・栄養,52巻2号.2018年4月

12) 丸山道生；「術後の栄養や食事を再考する-術後の食事と代謝栄養」,外科と代謝・栄養,49巻5号.2015年10月

13) 日本循環器学会,日本糖尿病学会,日本動脈硬化学会,日本腎臓病学会他全11学会合同研究班；「冠動脈疾患の一次予防に関するガイドライン2023年改訂版」,栄養・食事療法.2023年3月

14) 日本腎臓病学会；慢性腎臓病に対する食事療法基準2014,日腎会誌, 56.553-599. 2014年5月

15) 日本腎臓病学会；サルコペニア・フレイルを合併したCKDの食事療法検討WG. 日腎会誌, 61,525-56. 2019

16) 日本膵臓学会；急性膵炎診療ガイドライン2021、第Ⅳ章急性膵炎の治療5栄養療法102.2021年12月

17) 日本消化器病学会（協力日本膵臓学会）;慢性膵炎診療ガイドライン2021,第4章治療3生活指導71. 2021年

18) 日本摂食・嚥下リハビリテーション;学会嚥下調整食分類2021, (JDD2021)

19) 公益社団法人秋田県栄養士会研究調査チーム；「A-デザイン食事形態早見表Ver.1」a-design_20180223 (akita-eiyou.or.jp) .2017年10月

20) 海老澤元宏；厚生労働科学研究班による食物アレルギーの栄養食事指導の手引き2022. 第1.2版,厚生労働科学研究費補助金（免疫・アレルギー疾患政策研究事業）.2023年11月8日

21) 安井有香、東山幸恵等；病院給食における食物アレルギー対応食の実態と課題,栄養学雑誌Vol.70（3）213-218（2012）

22) 消費者庁;令和3年度食物アレルギーに関連する食品表示に関する調査研究事業報告書.令和4年3月

23) 消費者庁食品表示企画課;アレルゲンを含む食品に関する表示について.令和6年3月28日

24) 川上貴代,平松智子,田淵真愉美等;病院給食におけるハラール個別対応の実態,栄養学雑誌Vol.80 (1) 32-39 (2002)

25) 厚生労働省;令和4 (2022) 年医療施設 (動態) 調査・病院報告の概況.令和5年9月26日

26) 26) 厚生労働省;HP介護保険制度の概要1. 介護保険とは令和3年5月老人保健局

27) 27) 厚生労働省;介護事業所・生活関連情報検索

28) 28) 厚生労働省老健局;令和6年度介護報酬改定の主な事項について、社会保障審議会介護給付費分科会 (第239回) 資料1令和6年1月22日

29) 29) 日本人の食事摂取基準2020年版の実践・運用食事摂取基準の実践・運用を考える会編第一出版P24

30) 30) 口腔・栄養 (改訂の方向性) 厚生労働省社会保障審議会介護給付費分科会 (第232回) 令和5年11月27日資料5　P42

31) 指定施設サービス等に要する費用の額の算定に関する基準 (平成十二年厚生省告示第二十一号)【平成二十七年四月施行】

32) 一般社団法人日本健康・栄養システム学会。令和 元年度厚生労働省老人保健事業推進等補助金 (老人保健健康増進等事業分) 介護保険施設における 効果的・効率的な栄養ケア・マネジメント及び医 療施設との栄養連携の推進に関する調査研究事業 報告書。2020

33) 金谷節子、嚥下食ピラミッド、江頭文江、栢下淳編.嚥下食レシピ125東京：医歯薬出版株式会社2007：18－23

34) 小城明子、藤　綾子、柳沢幸恵、植松宏、要介護施設における食物形態の実態、食物形態の実態とその適用について　栄養学雑誌Vol.62 No6329〜338 (2004)

35) 日本人の食事摂取基準20202年版の実践・運用食事摂取基準の実践と運用を考える会編第一出版P98

36) 厚生労働省令和4年介護保険施設入所者調査

37) 日本摂食嚥下リハビリテーション学会HP資料・マニュアル　嚥下調整食動画

第4部
給食システム
ソリューション

第5章
HACCPの実践

1 HACCPの概要

（1）HACCPとは

　HACCP（ハサップ）とは、Hazard Analysis and Critical Control Point の頭文字をとった略称である。「危害要因分析重要管理点」と訳され、コーデックス（codex）委員会から示されている食品の国際基準（コーデックス基準）である。2024（令和6）年現在、コーデックス委員会には180ヵ国を超える国が加盟しており、国際的な衛生管理方式となっている。

　HACCPでは、事業者自らが原材料の入荷から下処理、加熱調理・冷却、そして出荷（配食）までの全工程におけるハザード（危害要因：生物的、化学的、物理的）をあらかじめ分析（危害要因分析）する。特定・重要な工程を絞り込んで管理（消滅、許容レベルまで減少）できるかを検討し、CCP（Critical Control Point：重要管理点）を定める。CCPでは洗浄方法、殺菌手段、加熱温度、加熱時間、冷却中心温度、異物検出装置感度の管理基準等を定め、その測定値を記録しなければならない。また、逸脱（管理基準外）した場合の是正（改善）措置も決定しておく。この管理・記録を継続的に実施することが、安全確保の科学的な衛生管理方法であり、その管理方法は、細菌検査等によって検証する必要がある。

　HACCPによる衛生管理は、自ら策定して実行するため、従来の一律の衛生管理基準よりも、合理的で有効性が高い手法である。食品の安全性確保の取組を「見える化」することにより、食中毒等の食品事故の防止や、事故発生時の速やかな原因究明に役立つ。食品を提供する事業者にとってもメリットが大きく、同時に消費者のメリットにもつながるものと考えられている。導入した実際の効果として「管理者（経営者含む）の意識が向上した」、「従業員の意識が向上した」、「品質・安全性が向上した」等の結果が報告されている[1]。

（2）HACCPの導入手順

①導入のための7原則12手順

図表1 ▶ HACCP 7原則12手順

			項目	内容	具体的な例
手順1			HACCPチームの編成	製品を作るための情報が集まるように、各部門の担当者が必要	6〜7人程度が適切 栄養士、調理師、営業、品質管理、経営者等
手順2			製品の作成	材料やレシピの明確化 消費期限等、製品の安全管理上の特徴を示すもの	手順2・3はまとめて製品説明書を作成する
手順3	危害要因の分析等のための導入準備		製品の使用方法・対象者の確認	いつ・どこで・どのような形で・誰に利用されるかを明確にする	対象により要求される安全性は異なる
手順4			製造工程一覧図（フローチャート）の作成	工程について危害要因を分析するためのもの	材料受入から提供に至る一連工程を衛生区分とともに明確化
手順5			製造工程一覧図の現場での確認	工程を現場で確認する	工程の変更点や見落とし、間違いがないかを確認
手順6	原則1		危害要因の分析・特定	原材料〜製造工程、消費に至るまで問題になる危害の要因を挙げる	生物的（食中毒菌）・化学的（化学物質）・物理的（危険異物）等
手順7	原則2	何をどこで	CCP（重要管理点）の決定	製品の安全を管理するための重要な工程（CCP）を決定 CCPは必要不可欠な管理点に絞り込む	菌をつけない、増やさない、殺菌する等の工程、必須なものにとどめる
手順8	原則3		管理基準の設定	重要管理点で管理すべき測定値の限界（パラメーターの許容限界）を設定	温度、時間、速度、期限確認等で設定
手順9	原則4	どうコントロールするか	CCP（重要管理点）モニタリング方法の設定	管理基準の測定方法を設定	4つの要素（何を・どうやって・どの頻度で・誰が）を決定
手順10	原則5		管理基準から逸脱した時に取るべき是正（改善）措置の設定	管理基準から逸脱した時に取るべき是正（改善）措置の設定	廃棄、再加熱、機器トラブル改善方法等の設定
手順11	原則6	妥当性を証明・記録	検証方法の設定	HACCPが効果的に機能し、守られていることの検証手順の設定ことを確認	妥当性確認（バリデーション）・遵守検証を（記録確認・測定機器の校正）定期的に確認
手順12	原則7		記録と保存方法の設定	文書化（記録する用紙）と、その保存期間を設定	モニタリング・是正措置・出荷前検証の記録や前提条件の実施記録等

第5章　HACCPの実践　109

（3）日本でのHACCPに関わる施策と現状

　日本では、これまで食品衛生法に基づく規格基準等、各種の衛生規範、大量調理施設衛生管理マニュアル、ガイドライン等に基づき、食品や業態の特性に応じて衛生管理の向上に努めてきた。ここでは、HACCPに関わる今までの施策と現状の施策を紹介する。

①総合衛生管理製造過程承認制度〔1995（平成 7 ）年～2020（令和 2 ）年 6 月 1 日（**廃止**）〕

　改正前食品衛生法13・14条、通称：マル総。

　この制度により、日本で初めて法的にHACCPが位置付けられた。営業者の任意の申請に応じて審査し、厚生労働大臣が承認基準に適合していることを承認する。2000（平成12）年 6 月に起きた承認施設における乳製品の大規模食中毒事件を機に、2003（平成15）年より廃止になるまで 3 年更新制となった。現在、認証機関はない。

　対象となる食品は、乳、乳製品、清涼飲料水、食肉製品、魚肉練り製品および容器包装詰加圧加熱殺菌食品（レトルト食品）の 6 食品。

②HACCP支援法〔1998（平成10）年～ 2023（令和 5 ）年 6 月30日（**失効**）〕

　正式名称は「食品の製造過程の管理の高度化に関する臨時措置法」。

　すべての食品製造業等にHACCPの導入・普及を推進するため、HACCP導入のための金融上の支援措置のためにつくられた。

③食品等事業者が実施すべき管理運営基準に関する指針（ガイドライン）

　〔2004（平成16）年～2021（令和 3 ）年 6 月 1 日（**廃止**）〕

　従来の基準に加え、新たにHACCPを用いて衛生管理を行う場合の基準が規定された。「Ⅰ.危害分析・重要管理点方式を用いる場合の基準」、「Ⅱ.危害分析・重要管理点方式を用いずに衛生管理を行う場合の基準」のいずれかより選択し実施することが規定された。コーデックス委員会が示している食品衛生の一般原則の内容等を参考に「管理運営基準準則」を全面的に見直し、2013（平成25）年に改正が行われた。

④食品衛生法改正：HACCPの制度化（義務化）〔2018（平成30）年 6 月13日～（**現行**）〕

　2018年に公布された食品衛生法等の一部を改正する法律で、2021年 6 月 1 日から原則としてすべての食品等事業者はHACCPに沿った衛生管理に取り組むことが盛り込まれた（→（ 4 ）HACCPの制度化）。

　これに伴い、「弁当及びそうざいの衛生規範について」、「セントラルキッチン／カミサリー・システムの衛生規範について」、「食品等事業者が実施すべき管理運営基準に関する指針（ガイドライン）」各種衛生規範等を含む111通知が薬生食監発 0601 第 3 号により、「食品等事業者が実施すべき管理運営基準に関する指針（ガイドライン）について」等を含む60通知が生食発0601 第 7 号によって2021年 5 月31日をもって廃止された。

（4）HACCPの制度化（義務化）

前述の通り、現在はHACCPの制度化により、原則としてすべての食品等事業者は、HACCPに沿った衛生管理に取り組むことになっている。

先進国を中心にHACCP導入の義務化が進んでいる。米国・EUは義務付け、カナダ・オーストラリア・韓国・台湾は順次義務付け、この他ブラジル・ニュージーランド等でも義務化が進められている[2,3]。各国の義務化により、日本からの輸出食品にも要件となってきている。

日本では食中毒事件数は下げ止まりの傾向だが、異物混入による回収告知件数が増加傾向である。日本の食品衛生管理の水準を国際化して国内外に示す必要があるとされ、HACCPが制度化された。

具体的には、食品衛生法第五十二条において、「営業の施設の衛生的な管理その他公衆衛生上必要な措置について、厚生労働省令で、次に掲げる事項に関する基準を定めるものとする。」とし、食品衛生法施行規則第六十六条の二、別表18において、「一 危害要因の分析、二 重要管理点の決定、三 管理基準の設定、四 モニタリング方法の設定、五 改善措置の設定、六 検証方法の設定、七 記録の作成、八 令第三十四条の二に規定する営業者」とHACCPに沿った衛生管理を規定している。別表17については、一般的な衛生管理を規定している。

〔国と地方自治体の対応〕[4]

○これまで地方自治体の条例に委ねられていた衛生管理の基準を法令に規定することで、地方自治体による運用を平準化

○地方自治体職員を対象としたHACCP指導者養成研修を実施し、食品衛生監視員の指導方法を平準化

○日本発の民間認証JFS（食品安全マネジメント規格）や国際的な民間認証FSSC22000等の基準と整合化

○業界団体が作成した手引書の内容を踏まえ、監視指導の内容を平準化

○事業者が作成した衛生管理計画や記録の確認を通じて、自主的な衛生管理の取組状況を検証するなど立入検査を効率化

（5）HACCP認証（第三者認証等）

HACCPの認証にはさまざまな種類がある。主な認証を図表2に示す。食品製造業において、導入しているHACCPに沿った衛生管理の第三者認証等を取得している割合は28.5％である。取得している認証では、「地方公共団体によるHACCP認証」が6.8％ともっとも多く、次いで「FSSC22000の認証」が5.3％、「ISO22000の認証」が4.8％である（図表3）[5]。

図表2 ▶ 主なHACCP認証（第三者認証等）

名称	主体／認証プログラムオーナー（CPO）／概要
JFS（Japan Food Safety） JFS-A/JFS-B/★ JFS-C	一般財団法人食品安全マネジメント協会（JFSM）
★ FSSC22000	食品安全認証財団（FSSC）
ISO22000	国際標準化機構（ISO）
★ SQF（Safe Quality Food） LEVEL1/LEVEL2/LEVEL3	SQFインスティテュート（SQFI）
地方公共団体による HACCP 認証 （地方 HACCP）	地方公共団体が独自に認証していたが、HACCP制度化に伴い、見直し継続や廃止にしているところもある
業界団体による HACCP 認証 　例1：惣菜製造管理認定（JmHACCP） 　例2：弁当事業所 HACCP 認定	業界団体が独自に実施している認証 　例1：一般社団法人日本惣菜協会 　例2：一般社団法人日本弁当サービス協会
食品衛生法に基づく総合衛生管理製造過程承認制度（通称マル総）	厚生労働大臣が食品の製造又は加工施設ごとに承認※廃止のため現在は認証施設なし
HACCP支援法に基づく高度化計画の認定	農林水産省と厚生労働省の両大臣が認定 ※令和5年失効のため現在は認証していない

★マークは、GFSI（Global Food Safety Initiative）に承認された規格

図表3 ▶ 取得している第三者認証等の状況割合（複数回答）［食品製造業］

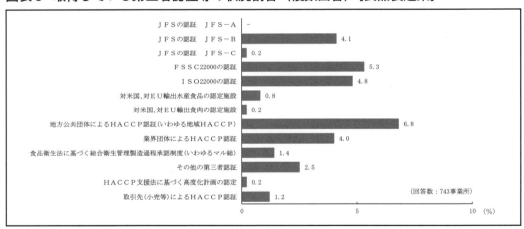

出典：令和3年度　食品製造業におけるHACCPに沿った衛生管理の導入状況実態調査[5]

（6）HACCP関連資格

　HACCP関連資格は認証同様に必須ではないが、施設でのHACCP構築に役立つ知識が得られる。主な認証を図表4に示す。

図表4 ▶ 主なHACCP関連資格

名称	認定団体名
HACCP 普及指導員	公益社団法人日本食品衛生協会
HACCP リード・インストラクター HACCP 上級コーディネーター HACCP コーディネーター	一般社団法人日本 HACCP トレーニングセンター
HACCP リーダー（食品安全管理技術者）	一般財団法人日本要員認証協会（JRCA）［日本規格協会グループ］
HACCP 管理者資格	一般社団法人日本食品保蔵科学会
HACCP 責任者 / 調理 HACCP 技能者	食品安全技術センター

（7）新しいシステム（予防コントロール）

　HACCPは有効な管理方法であるが、アレルギー・リコールに対応しきれない弱点もある。このためHACCP進化形と言える新しい手法として、PCHF（Preventive Controls for Human Food）があり、これはHARPC（ハープシー・Hazard Analysis and Risk-Based Preventive Controls for Human Food）、PC（Preventive Control：予防コントロール）とも言われている。FSMA（The FDA Food Safety Modernization Act：米国食品安全強化法）は、第103条でPCHF規則を定義している。一部食品を除き義務化されており、米国に輸出をする日本の企業も対応が必要である。PCHF規則において、STEP1：チームの編成と基礎資料の準備、STEP2：危害分析表を作成、STEP：3 予防管理表を作成（プロセス管理／アレルゲン管理／衛生管理／サプライチェーン管理）、STEP4：リコールプランを作成、の4ステップで危害を予防コントロールする。

2　HACCPの実践手順

（1）全体像

　HACCPは単独で機能する管理方式ではなく、HACCPを支えるプログラムがある。これらの関係を食品安全ピラミッドとして図示するとわかりやすい（図表5）。HACCPを支える周辺プログラムに不備があると崩れるため、前提条件（Prerequisite Programs：PRP：図中の●印）の一般的な衛生管理は必須であり、その上でHACCPは機能する。日本での食中毒発生原因の多くが一般衛生管理の不備が原因とされているため、この重要性は明らかである。前提条件とHACCPの比較を図表6で示す。

　衛生管理において教育と訓練は重要である。数人から数千人と規模の違いはあっても、従業員の一人でも「体調不良で手洗いを怠った」、「食材の消毒作業を怠った」等の不備があった際には、大きな事故につながりかねない。このことを、施設内の従業員が常に意識できるように、くり返し教育していく必要がある。

図表5 ▶ 食品安全ピラミッド

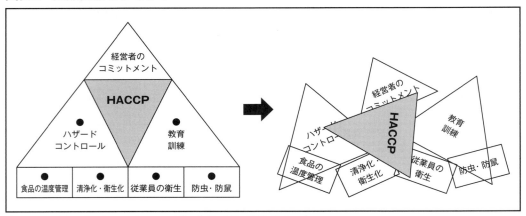

(コーネル大学 R.グラバーニのピラミッドを基に作成) ●印＝前提条件（PRP）

図表6 ▶ 前提条件とHACCPの比較

前提条件（一般的な衛生管理）	HACCP
食品安全を間接的に扱う 複数の生産ライン、工場全体にわたる 比較的重要度が低いハザードを扱う 失敗があっても、食品安全の危害要因になることは滅多にない	食品安全を直接的に扱う 1生産ライン（1製品）に1つの計画 起こりやすく、起きた場合の結果が深刻なハザードを扱う 逸脱は食品安全の潜在的な危害要因と考えなければならない
例）清掃と消毒	例）食品の加熱調理

出典：西山宗一郎「化学と生物 2022 Vol60-1 食品安全と食品防御」[6]、一部改変

　日本では前述の通りHACCPは制度化され、すべての食品等事業者はHACCPに沿った衛生管理に取り組むことが盛り込まれた（図表7、図表8）。これは学校・病院等の営業ではない集団給食施設も、HACCPに沿った衛生管理（衛生管理計画の作成、衛生管理の実施状況の記録・保存、食品衛生管理者の設置等）の実施が求められている。

　集団給食施設で使用される「大量調理施設衛生管理マニュアル」は、HACCPの概念に基づき取りまとめられたものである。病院・介護施設等において従前よりこのマニュアルを徹底している施設では、大きく管理変更は必要ない。また、実施にあたって、認証や承認の取得は必須ではないが、コーデックス HACCP を要件としている民間認証（JFS・FSSC22000・ISO22000・SQF等）を取得した施設については、構築に役立つとともに、保健所等による立入検査等の際に、事業者負担の軽減として配慮される。

図表7▶HACCPに沿った衛生管理の制度化について（厚生労働省）

HACCPに沿った衛生管理の制度化の全体像

全ての食品等事業者（食品の製造・加工、調理、販売等）※が衛生管理計画を作成

対EU・対米国等輸出対応 （HACCP＋α）	食品衛生上の危害の発生を防止するために特に重要な工程を管理するための取組 （HACCPに基づく衛生管理）	取り扱う食品の特性等に応じた取組 （HACCPの考え方を取り入れた衛生管理）
HACCPに基づく衛生管理（ソフトの基準）に加え、輸入国が求める施設基準や追加的な要件（微生物検査や残留動物薬モニタリングの実施等）に合致する必要がある。	コーデックスのHACCP7原則に基づき、食品等事業者自らが、使用する原材料や製造方法等に応じ、計画を作成し、管理を行う。 【対象事業者】 ◆ 大規模事業者 ◆ と畜場［と畜場設置者、と畜場管理者、と畜業者］ ◆ 食鳥処理場［食鳥処理業者（認定小規模食鳥処理業者を除く。）］	各業界団体が作成する手引書を参考に、簡略化されたアプローチによる衛生管理を行う。 【対象事業者】 ◆ 小規模な営業者等※

※学校・病院等の営業以外の集団給食施設は小規模な営業者等に含む
出典：厚生労働省「HACCP（ハサップ）に沿った衛生管理の制度化」[7] 一部改変

図表8▶営業者が実施することを求められている事項

営業者が実施することを求められている事項

HACCPに基づく衛生管理	HACCPの考え方を取り入れた衛生管理
①「一般的な衛生管理（図表9）」及び「HACCPに沿った衛生管理」に関する基準に基づき衛生管理計画を作成し、従業員に周知徹底を図る ②必要に応じて、清掃・洗浄・消毒や食品の取扱い等について具体的な方法を定めた手順書を作成する ③衛生管理の実施状況を記録し、保存する ④衛生管理計画及び手順書の効果を定期的に（及び工程に変更が生じた際等に）検証し（振り返り）、必要に応じて内容を見直す	①手引書※の解説を読み、自分の業種・業態では、何が危害要因となるかを理解し、 ②手引書のひな形を利用して、衛生管理計画と（必要に応じて）手順書を準備し、 ③その内容を従業員に周知し、 ④手引書の記録様式を利用して、衛生管理の実施状況を記録し、 ⑤手引書で推奨された期間、記録を保存し、 ⑥記録等を定期的に振り返り、必要に応じて衛生管理計画や手順書の内容を見直す

※手引書→P121（2）HACCPの考え方を取り入れた衛生管理のための手引書
出典：厚生労働省「HACCP（ハサップ）に沿った衛生管理の制度化」[7] 一部改変

　なお、1回の提供食数が20食程度未満の給食施設については、HACCPに添った衛生管理と営業届出の規定は適用されないとして制度化対象外ではある。その場合でも、HACCP手引書や「中小規模調理施設における衛生管理の徹底について」等を参考に、自主的な衛生管理が求められる。

（2）一般的な衛生管理（一般衛生管理）とは

「一般的な衛生管理」とは前提条件の一般衛生管理プログラム（Prerequisite Programs：PRP）のことである。HACCPの実践にあたり、「一般的な衛生管理」が管理運営基準準則として、食品衛生法施行規則第六十六条の二別表17に定められている。これは、「食品等事業者が実施すべき管理運営基準に関する指針（ガイドライン）」の内容を踏襲して作成されている（図表９）。

図表９▸一般的な衛生管理

一般的な衛生管理に関する基準

1．食品衛生責任者等の選任
食品衛生責任者の指定、食品衛生責任者の責務等に関すること

2．施設の衛生管理
施設の清掃、消毒、清潔保持等に関すること

3．設備等の衛生管理
機械器具の洗浄・消毒・整備・清潔保持等に関すること

4．使用水等の管理
水道水又は飲用に適する水の使用、飲用に適する水を使用する場合の年１回以上の水質検査、貯水槽の清掃、殺菌装置・浄水装置の整備等に関すること

5．ねずみ及び昆虫対策
年２回以上のねずみ・昆虫の駆除作業、又は、定期的な生息調査等に基づく防除措置に関すること

6．廃棄物及び排水の取扱い
廃棄物の保管・廃棄、廃棄物・排水の処理等に関すること

7．食品又は添加物を取り扱う者の衛生管理
従事者の健康状態の把握、従事者が下痢・腹痛等の症状を示した場合の判断（病院の受診、食品を取り扱う作業の中止）、従事者の服装・手洗い等に関すること

8．検食の実施
弁当、仕出し屋等の大量調理施設における検食の実施に関すること

9．情報の提供
製品に関する消費者への情報提供、健康被害又は健康被害につながるおそれが否定できない情報の保健所等への提供等に関すること

10．回収・廃棄
製品回収の必要が生じた際の責任体制、消費者への注意喚起、回収の実施方法、保健所等への報告、回収製品の取扱い等に関すること

11．運搬
車両・コンテナ等の清掃・消毒、運搬中の温度・湿度・時間の管理等に関すること

12．販売
適切な仕入れ量、販売中の製品の温度管理に関すること

13．教育訓練
従事者の教育訓練、教育訓練の効果の検証等に関すること

14．その他
仕入元・販売先等の記録の作成・保存、製品の自主検査の記録の保存に関すること

出典：厚生労働省「HACCP（ハサップ）に沿った衛生管理の制度化」[7]

（3）HACCPの考え方を取り入れた衛生管理の実践（病院・介護施設等を含む小規模営業者等）

前述の図表７「HACCPに沿った衛生管理の制度化について（厚生労働省）」、図表８「営業者が実施することを求められている事項」のように、「HACCPに基づく衛生管理」と「HACCPの考え方を取り入れた衛生管理」に大きく分かれ衛生管理を行う。病院・介護施設等を含む小規模営業者等は、業界団体が作成し、厚生労働省が内容を確認した手引書を参考にして以下の①～⑥の内容を実施していれば、食品衛生法第51条の２第２項の規定に基づき、「営業者は厚生労働省令に定められた基準（一般衛生管理の基準とHACCPに沿った衛生管理の基準）に従い、公衆衛生上必要な措置を定め、これを遵守している」と見なされる。病院等の集団給食施設では「HACCPの考え方を取り入れた衛生管理」で管理を行っていくため、この手順を述べる。

本章では参考になる資料等を網羅的に示し、施設毎に適切なHACCPの構築が行えることを意図している。

① **手引書の解説を読み、自分の業種・業態では、何が危害要因となるかを理解する**
（以下、図表8に対応）

手引書は、「医療・福祉施設を対象とするセントラルキッチンにおけるHACCPの考え方を取り入れた衛生管理の手引書[9]」（→P121、以下「CK手引書」と略す）および「HACCPの考え方を取り入れた衛生管理の手引書～委託給食事業者～[10]」（→P121、以下「委託給食手引書」と略す）が参考になる。

また、実施の流れがわかりやすい「HACCPの考え方を取り入れた衛生管理のための手引書（小規模な一般飲食店事業者向け）[11]」（→P122、以下「飲食店手引書」と略す）や、HACCPの概念／概要は「食品製造におけるHACCP入門のための手引書[12]」（→P120、以下「HACCP入門」と略す）が参考になる。

危害要因分析には、「HACCP入門 付録Ⅰ 大量調理施設における食品の調理編―危害要因抽出マニュアル」（図表10）には細かく工程ごとに記載がある。クックチル／ニュークックチルを導入する施設は、「CK手引書―各工程の危害要因抽出」（図表11）および「CK手引書―衛生管理の重点的に管理する項目（CCP）について」等を参考に施設の分析を行う。

図表10▶危害要因抽出マニュアル

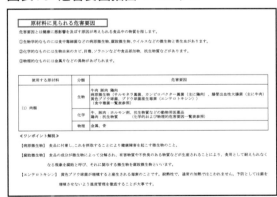

出典：食品製造におけるHACCP入門のための手引書付録Ⅰ大量調理施設における食品の調理編[12]

図表11▶各工程の危害要因抽出

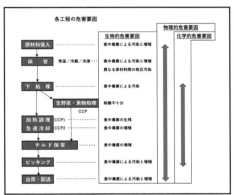

出典：医療・福祉施設を対象とするセントラルキッチンにおけるHACCPの考え方を取り入れた衛生管理の手引書[9]

② **手引書のひな形を利用して、衛生管理計画と（必要に応じて）手順書を準備する**

衛生管理計画は、2つから構成される。1）一般的な衛生管理（前提条件：厨房／施設全体の共通事項）、2）重要管理のポイント（食品の調理方法に合わせて行う事項）について計画を立てる。

第5章　HACCPの実践　117

1) 一般的な衛生管理（前提条件：厨房／施設全体の共通事項）

「委託給食手引書―衛生管理計画」（図表12）、手順書は「CK手引書（添付①）手順書項目一覧」（図表13）等を参考に衛生管理計画、手順書を選択し、必要な箇所を施設に合わせて調整・準備をする。

図表12▶衛生管理計画

出典：HACCPの考え方を取り入れた衛生管理の手引書～委託給食事業者～[10]

図表13▶手順書項目一覧

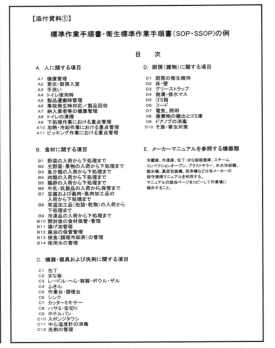

出典：医療・福祉施設を対象とするセントラルキッチンにおけるHACCPの考え方を取り入れた衛生管理の手引書[9]

2) 重要管理のポイント（食品の調理方法に合わせて行う事項）

「委託給食手引書―グルーピング」（図表14）および「飲食店手引書―重要管理のポイント」を参考に施設で提供する料理をグルーピングし、グループ毎に手順書の整備を行う。グルーピングは、基本3グループ（非加熱のもの／加熱するもの／加熱後冷却するもの）に分類し、常温で保管が可能なものはグループ0または分類不要どちらでもかまわない。また、本書「4-6 新調理システムと調理の効率化」のP131にある図表5「標準作業手順書（例）」も手順書整備の一助とされたい。危険温度帯は同章P132にある図表6「食材の温度による変化」も参照し、各温度における変化・管理も把握する。

③準備した衛生管理計画と手順書の内容を従業員に周知する

施設で準備した衛生管理計画と手順書を従業員に周知するとともに、5S活動（整理・整頓・清掃・清潔・習慣）や衛生教育の徹底は、継続的に行っていく必要がある。厨房

作業の初めての方等にもわかりやすい資料「HACCPの考え方を取り入れた食品衛生管理の手引き［飲食店編］」[13]（→P122）や、実際に起きた例「委託給食手引書―食中毒事例・異物混入事例」等も活用して教育を進める。

④手引書の記録様式を利用して、衛生管理の実施状況を記録する

本書「4-6　新調理システムと調理の効率化」のP134にある図表8「クックチルTT管理表」および記録表は「CK手引書添付②・③・④―記録表/点検表の例」等を参考に使用する記録表を選択し、必要な箇所を施設に合わせて準備、記録する。

⑤手引書で推奨された期間、記録を保存する

「CK手引書」・「飲食店手引書」に、記録の保管期間は1年間とされている。

⑥記録等を定期的に振り返り、必要に応じて衛生管理計画や手順書の内容を見直す

「飲食店手引書」を参考に施設で振り返り方法をあらかじめ定め、必要に応じて見直しを行う。

図表14▶ グルーピング

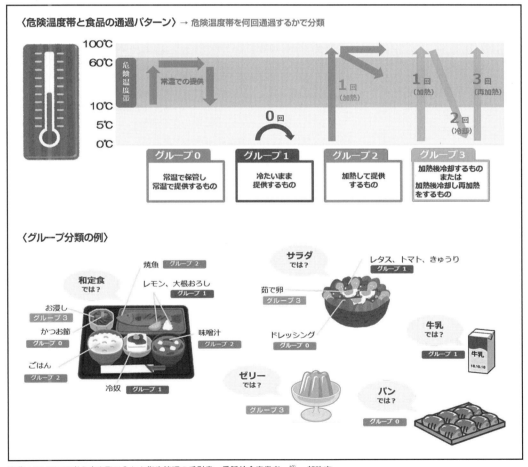

出典：HACCPの考え方を取り入れた衛生管理の手引書～委託給食事業者～[10] 一部改変

第5章　HACCPの実践　119

HACCPの参考資料

（1）HACCP入門のための手引書／コーデックス規格

資料名	発行	目次	ポイント／本章での引用箇所
食品製造における HACCP 入門のための手引書［大量調理施設における食品の調理編］（50P）[12]	厚生労働省	第1章　食の安全と HACCP 　1．HACCP とは 　2．HACCP の歩み 　3．現状と今後の課題 第2章　製造環境整備は 5S 活動で実践 　1．5S 活動 　2．5S 活動の進め方 　3．製造環境の衛生管理 　4．従業員の衛生管理 　5．食品取扱者の教育訓練 　6．記録の必要性 第3章　HACCP 導入手順の実践 　1．導入のための 7 原則 12 手順 　2．よりよくするために	厚生労働省公開（動画）食品製造における「HACCP 導入の手引き」と連動している 5S、一般衛生プログラムから導入のための 7 原則 12 手順の解説 「第 3 章 -2 よりよくするために」に、検証／検査／校正の掲載がある 〈本章での引用箇所〉 P8 ～ HACCP の概念（→ P117） P7 ／ P27 ～ HACCP の概要（→ P117）
付録 I 大量調理施設における食品の調理編（105P）[12]		○ HACCP モデル例 ○参考資料 　・食品衛生法における食品、添加物等の規格基準等 　・食品衛生上の危害の原因となる物質例	【上記手引書の付録】 HACCP モデル例 - 仕出し弁当他8 製品を具体的に「製品説明書／製造工程一覧図／危害要因分析表／HACCP プラン」の例を提示 各種食品の規格基準／微生物に関する衛生規範／微生物規格／主な加熱殺菌条件／使用可能な塩素系殺菌料の使用基準／総合衛生管理製造過程承認制度実施要領の掲載がある 〈本章での引用箇所〉 P93 ～危害要因抽出マニュアル（→ P117）
付録 II マニュアルチェックリスト他（24P）[12]		○衛生管理マニュアル（抜粋） 　・食物アレルギー 　・食品取扱者の衛生 　・効果的な洗浄 　・冷蔵庫及び陳列 ○工程別チェックリスト ○ HACCP 様式集 ○参考資料 主な病原細菌の制御に関する一般情報抜粋	【上記手引書の付録】 衛生管理マニュアルは英国食品基準庁のものを翻訳 各種様式、病原細菌の許容菌数等の掲載がある
コーデックス委員会日本語版コーデックス規格[13]	農林水産省　厚生労働省	https://www.mhlw.go.jp/stf/seisakunitsuite/bunya/kenkou_iryou/shokuhin/codex/index.html https://www.maff.go.jp/j/syouan/kijun/codex/standard_list/	厚生労働省および農林水産省にて公開している 順次日本語翻訳の整備中

（2）HACCPの考え方を取り入れた衛生管理のための手引書

資料名	発行	目次	ポイント／本章での引用箇所
医療・福祉施設を対象とするセントラルキッチンにおけるHACCPの考え方を取り入れた衛生管理の手引書 2020年6月改定 （100P）[9] 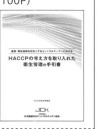	一般社団法人日本医療福祉セントラルキッチン協会	1. HACCPの考え方を取り入れた衛生管理 2. HACCPに関連する用語の説明 3. 医療・福祉施設のセントラルキッチンの危害要因 4. 厳密な温度・時間管理を必要とするクックチル 5. ノロウイルスについて 6. 衛生管理計画の基盤 7. 製品説明書（例） 8. 衛生管理において重点的に管理する項目（CCP） 9. 食品取扱者の教育・訓練 10. 記録の必要性 11. 定期的な見直し「検証」の例 12. 衛生管理計画の書式例 13. 添付資料について	セントラルキッチンに添った手引書であるが、クックチル／フリーズを採用する施設においても参考になる 〈本章での引用箇所〉 参考になる手引書（→P117） P7～ 危険要因（→P117） P13 CCP（→P117） P22～ 作業手順書（→P118） P71～ 記録表／点検表（→P119） P17 記録の保管期間（→P119）
セントラルキッチンから食事提供を受ける医療・福祉施設（サテライトキッチン）におけるHACCPの考え方と取り入れた衛生管理の手引書 2022年7月（45P）[9] 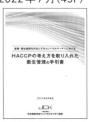		1. 供給先（サテライトキッチン）の危害要因について 2. 再加熱について 3. ノロウイルス食中毒の防止 4. バルク出荷方式 ─ SKの衛生管理計画（例） 5. 再加熱カートまたはシャトル出荷方式 ─ SKの衛生管理計画（例） 6. 一般衛生管理に関する事項 7. 重点的に管理する事項 8. 一般衛生管理および重点管理において必要となる温度・時間の記録表、実施確認記録表（例） 9. 各種記録表、記入例	【上記手引書に紐づくSK用】 主な食事を供給されるサテライト施設の取りまとめがされているが、再加熱を行う施設にも参考になる 大量調理施設衛生管理マニュアルをすでに遵守している施設について手引書および記録表の備え方等を示している 小規模なSKにおいて家庭用大型冷蔵庫を使用して3℃以下にする対処法等を示している
委託給食事業者～HACCPの考え方を取り入れた衛生管理の手引書 令和3年5月初版 （64P）[10] 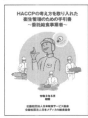	公益社団法人日本給食サービス協会　公益社団法人日本メディカル給食協会	1. 導入 2. 管理体制 3. 一般衛生管理 4. 工程管理（HACCP） 5. アレルギー 6. 衛生管理計画・各記録様式 7. 参考資料集	調理工程を分けた4グループ毎にそれぞれチェックポイントを整理 食中毒事例・異物混入事例を原因・対策とともに掲載されている イラストとともに説明がされ読みやすく工夫されている 〈本章での引用箇所〉 参考になる手引書（→P117） P33～ 衛生管理計画（→P118） P16 グルーピング（→P118、119） P49～ 食中毒・異物混入事例（→P119）

資料名	発行	目次	ポイント／本章での引用箇所
HACCPの考え方を取り入れた衛生管理のための手引書（小規模な一般飲食店事業者向け）令和6年1月改定（59P）[11]	公益社団法人日本食品衛生協会	I．はじめに II．小規模な一般飲食店における衛生管理 　1．実施すること 　2．一般的な衛生管理のポイントを確認しましょう 　3．重要管理のポイントを確認しましょう 　4．記録しましょう 　5．記録を保管しましょう III．その他　保健所への報告 参考　■原材料に由来する危害要因（ハザード）例／■調理工程に由来する危害要因分析（ハザード分析）例／■様式／■手順書（例）	令和3年厚生労働省より出されている手引書策定のためのガイダンス（第4版）[15]の流れに一番沿った形で構成されるため、手順を踏みやすい 〈本章での引用箇所〉 P3〜 実施の流れ（→P117） P3 重要管理のポイント（→P118） P37 振り返り（→P119） P38 記録の保管（→P119）
HACCP（ハサップ）の考え方を取り入れた食品衛生管理の手引き［飲食店編］（31P）[14]	厚生労働省	○食品に潜む危険性 ○人に害を及ぼす原因は3つ ○危険な微生物たち① ○危険な微生物たち② ○食中毒の原因はどこからやってくる？ ○「生産から食卓まで」つなぐバトン ○危険な要因も継承する ○飲食店における食中毒発生要因 ○ヒヤリとする！ 現場の状態 ○調理工程のリスクを管理しよう ○すべてのメニューを「3分類」で管理しよう ○グループ分けした食品を表にまとめてみよう ○各グループの作業工程と危害要因 ○重要な工程を正しく管理しよう（計画と記録） ○資料1：衛生計画 ○資料2：衛生管理日誌	イラストを使いわかりやすくまとめてある 厨房作業初心者、短時間労働者等の方に教育する際、取り入れやすい 〈本章での引用箇所〉 P4〜 教育媒体（→P119）

（3）その他参考資料

資料名	発行	目次／内容	ポイント
HACCP関連情報データーベース	一般財団法人食品産業センター	HACCPの考え方を取り入れた衛生管理、HACCPに基づく衛生管理学習ツール	参考資料および動画等多くの掲載
マニュアル書籍	公益社団法人日本給食サービス協会	HACCPの考え方を取り入れた衛生管理要綱、品質管理／ドライ運用／リスク管理等マニュアル、食品衛生ハンドブック（日本／英語）／HACCPハンドブック（日本／インドネシア／ベトナム／ミャンマー／中国語）	有料資料であるが、さまざまなマニュアルおよび複数言語でのハンドブックが販売
HACCP関連資料	公益社団法人日本食品衛生協会	小規模な一般飲食店事業者向け手引書　簡易版（日本語＋外国語9か国）、「小規模事業者向けHACCPの考え方を取り入れた衛生管理研修会」、eラーニング 複数の講座を公開（有料／無料）	日本語＋外国語9か国の簡易版手引きの入手ができる 無料聴講もある

【参考文献】

1) 令和4年度食品衛生法改正事項実態把握等事業、令和5年3月公益社団法人日本食品衛生協会
https://www.mhlw.go.jp/content/001132506.pdf
https://www.mhlw.go.jp/content/001132507.pdf

2) HACCP導入普及推進の取組厚生労働省食品安全部監視安全課HACCP企画推進室H27.02
https://www.mhlw.go.jp/file/06-Seisakujouhou-11130500-Shokuhinanzenbu/0000076152.pdf

3) 食品衛生管理の国際標準化に関する検討会 最終とりまとめ
https://www.mhlw.go.jp/file/04-Houdouhappyou-11135000-Shokuhinanzenbu-Kanshianzenka/0000147434.pdf

4) 食品衛生法等の一部を改正する法律の概要 改正の概要
https://www.mhlw.go.jp/content/11131500/000481107.pdf

5) 令和3年度食品製造業におけるHACCPに沿った衛生管理の導入状況実態調査
https://www.maff.go.jp/j/shokusan/koudou/what_haccp/attach/pdf/h_toukei-13.pdf
https://www.e-stat.go.jp/stat-search/files?page=1&layout=datalist&toukei=00500311&tstat=000001130911&cycle=8&tclass1=000001130912&tclass2=000001166627&tclass3val=0

6) 化学と生物2022 Vol60-1 食品安全と食品防御 西山宗一郎

7) HACCP（ハサップ）に沿った衛生管理の制度化
厚生労働省HP、健康・医療HACCP（ハサップ）の説明内「詳細こちら」より
https://www.mhlw.go.jp/stf/seisakunitsuite/bunya/kenkou_iryou/shokuhin/haccp/index.html
https://www.mhlw.go.jp/content/11130500/000662484.pdf

8) 「食品衛生法等の一部を改正する法律の施行に伴う集団給食施設の取扱いについて」（令和2年8月5日付け薬生食監発0805第3号）

9) 医療・福祉施設を対象とするセントラルキッチンにおけるHACCPの考え方を取り入れた衛生管理の手引書2020年6月改定 一般社団法人日本医療福祉セントラルキッチン協会
https://www.mhlw.go.jp/content/11130500/000657147.pdf
セントラルキッチンから食事提供を受ける医療・福祉施設（サテライトキッチン）におけるHACCPの考え方と取り入れた衛生管理の手引書2022年7月 一般社団法人日本医療福祉セントラルキッチン協会
https://www.mhlw.go.jp/content/11130500/000959452.pdf

10) HACCPの考え方を取り入れた衛生管理の手引書〜委託給食事業者〜令和3年5月初版 公益社団法人メディカル給食協会・公益社団法人日本給食サービス協会
https://www.mhlw.go.jp/content/11130500/000785726.pdf

11) HACCPの考え方を取り入れた衛生管理のための手引書（小規模な一般飲食店事業者向け）公益社団法人日本食品衛生協会
https://www.mhlw.go.jp/content/11130500/001190337.pdf

12) 食品製造におけるHACCP入門のための手引書 厚生労働省

https://www.mhlw.go.jp/file/06-Seisakujouhou-11130500-Shokuhinanzenbu/
0000098995.pdf

https://www.mhlw.go.jp/file/06-Seisakujouhou-11130500-Shokuhinanzenbu/
0000099013.pdf

https://www.mhlw.go.jp/file/06-Seisakujouhou-11130500-Shokuhinanzenbu/
0000099135.pdf

13) HACCP（ハサップ）の考え方を取り入れた食品衛生管理の手引き［飲食店編］厚生労働省

https://www.mhlw.go.jp/file/06-Seisakujouhou-11130500-Shokuhinanzenbu/
0000158724_3.pdf

14) コーデックス委員会日本語版コーデックス規格

厚生労働省および農林水産省にて公開

https://www.mhlw.go.jp/stf/seisakunitsuite/bunya/kenkou_iryou/shokuhin/codex/
index.html

https://www.maff.go.jp/j/syouan/kijun/codex/standard_list/

15) 厚労省食品監視安全課：食品等事業者団体による衛生管理計画手引書策定のためのガイダンス（第4版）H29.3.17（最終改定R3.6.15）

第**4**部
給食システム
ソリューション

第**6**章
新調理システムと調理の効率化

1 新調理システムの目的と手法

（1）新調理システム

　新調理システムとは、より厳格な食品衛生管理（リテールレベルHACCP）とメニュー計画のもと、食材の発注・在庫管理・調理・提供に至るまでの安全性・食味・経済性を追求し、すべてをシステム化した、調理の集中計画生産方式である。

（2）新調理システムを構成する複数の調理法・保存法

　新調理システムには、クックサーブ、クックチル・クックフリーズ、真空調理法、外部加工品活用の4つの手法があり、これらの手法を必要に応じて単体、または複数を組み合わせて運用する。

　事前盛り付けの集中作業と再加熱計画が、ニュークックチルである。

（3）新調理フローチャート

　図表1の新調理フローチャートを見ると、新調理システムの調理法・保存法が理解できる。

　クックサーブは当日、食事時間ごとに調理し、すぐに盛り付けて配膳する手法だが、新調理の場合は鍋や回転釜調理ではなく、具体的な温度と時間（TT管理）を設定できるスチームコンベクションオーブンで調理することが基本となる。

　クックチルとはあくまで保存法であり、計画的に加熱調理した食材をブラストチラーで急速冷却（90分以内に3℃以下）し、その後チルド温度帯（0〜3℃）で保存、喫食時に合わせて再加熱を行い、盛り付けて料理を提供するシステムである。冷菜は、そのまま盛り付けて料理を提供する。大量調理の安全性をHACCPの概念により体系化した、調理の生産システムである。

　クックフリーズはクックチルシステムのブラストチラー方式と同じ工程（加熱調理→急速冷却）だが、急速冷却で保存温度を-18℃以下にする。急速冷却90分以内に-5℃以下にしたのち、引き続き-18℃以下で保存するシステムである。

第6章　新調理システムと調理の効率化　　125

クックフリーズを導入している病院や高齢者施設は少ないが、禁食対応・アレルギー・化学療法食・祝い膳として冷凍保存しておくと、急な依頼にも対応ができる。なお、クックフリーズを導入する場合は、専用冷凍庫も準備する必要がある。
　ニュークックチルとは、調理後、冷却された食材を衛生環境・温度管理された室内で食器に盛り付け、チルド帯（3℃）の再加熱カートに保管し、温菜は計画的にタイマーで再加熱されるシステムである。従業員の採用が困難な病院の導入が増加して来ている。

　真空調理法は食材を下処理（灰汁抜き・基礎調味料の加熱／冷却）し、食材・調味料を一緒に真空包装し、温度と時間が正確に測れる加熱調理機器で低温加熱する調理法である。袋詰め用の人員確保、真空フイルムが高価、長時間調理となるため、導入する病院・施設は少ない。
　外部加工品（アウトソーシング）とは完全調理済食品（外部の食品製造会社）を使用することである。近年、従業員の採用ができない高齢者施設等が、完全調理済食品を使用して運営している。

図表1▶新調理フローチャート

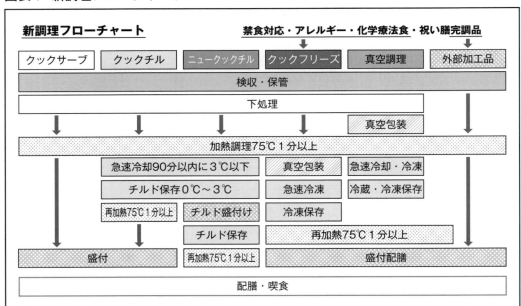

2　新調理システム導入のポイント

（1）新調理システムの導入を成功に導くには基礎研修と組織の意識改革が不可欠

　人手不足が社会全体で蔓延しているが、とくに調理師の採用が困難となっている。調理師の技術を組織全体で共有するため、アナログ調理（鍋釜調理）からデジタル調理への変換が必要である。調理熟練者の経験や勘に頼った調理から、具体的な温度/時間（TT管理）を採用したレシピ（標準作業手順書）を作成し、共有することが重要となる。

　標準作業手順書で調理することにより、下記が実現される（図表2）。
①調理の均一性、再現性の実現
②スタッフ間の調理技術格差の解消
③作業の平準化に伴う労働環境の改善
④食品の安全性

図表2

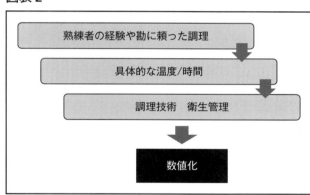

（2）計画前にクックチル／ニュークックチルの運用方法を決定

①朝食と昼食の副菜をクックチルで運用する。
　（調理の早朝出勤を遅らせたい／昼食の副菜も前日に調理する）
②朝食だけニュークックチルで運用し、昼食／夕食はクックチルとクックサーブを併用し運用する。
　（早朝出勤を遅らせたい／料理のクオリティを重視）
③常食はニュークックチル対応、治療食は締め切り後の差分処理業務が多いため、クックチルとクックサーブで運用する。
④3食ニュークックチル運用で調理は2日前調理、または調理を水曜日・日曜日を休

図表3 ▶ 調理スケジュール例（生産日5日/W）

		月曜日		火曜日		水曜日		木曜日		金曜日		土曜日		日曜日	
仕込	朝食		金	休み		土	日		月		火	休み		水	木
	昼食	木	金			土		日	月		火			水	
	夕食	木	金			土		日		月	火			水	
調理	朝食	水	木		金	休み		土	日		月		火	休み	
	昼食	水		木	金			土		日	月		火		
	夕食	水		木	金			土		日	月		火		
盛込	朝食	月		火		水		木		金		土		日	
	昼食	月		火		水		木		金		土		日	
	夕食	火		水		木		金		土		日		月	

日対応運用する。
⑤禁食対応/アレルギー対応/ロス管理/祝い膳/化学療法食をクックフリーズで運用する。

運用方法が決定すると、スチームコンベクションオーブン／ブラストチラー／専用チルド庫／専用冷凍庫等の必要台数、必要面積が確定する。基本設計終了後は変更ができないため、事前に協議しておくことがもっとも重要となる。

図表3の例では水曜日／日曜日は調理が休日、仕込みは火曜日／土曜日が休日としているが、調理で急な対応／生野菜サラダ／フルーツの対応するため、最小の人員出勤が必要となる

（3）再加熱方式の選定
①スチームコンベクションオーブンでの再加熱方式（クックチル）
・加熱調理→急速冷却→チルド保存→再加熱→盛り付け→配膳
　朝食のみクックチル／昼食の副菜を運用したい場合は、イニシャルコストが安価となる。
必要機器：スチームコンベクションオーブン／ブラストチラー／専用チルド庫
　　　　　　／温冷配膳車

②スチームコンベクションオーブンでの再加熱方式（ニュークックチル）
・加熱調理→盛り付け→急速冷却→チルド保存→再加熱→トレイセット→配膳
　朝食のみニュークックチルを運用したい場合は、①に再加熱用食器を購入すれば運用が可能となる。

③リヒートクッカーでの再加熱方式（ニュークックチル）

・加熱調理→急速冷却→チルド保存→盛り付け→リヒートクッカー保存→自動再加熱→トレイセット→配膳

リヒートクッカーはチルド保存ができ、タイマーで自動再加熱ができる。食数が少ない場合は、主食も同時に再加熱が可能。

④再加熱カートの加熱方式（ニュークックチル）

・加熱調理→急速冷却→チルド保存→盛り付け→トレイセット→再加熱カート保冷→自動再加熱→配膳

再加熱カートの加熱方式の種類

- **熱風循環方式**

  従来からの熱風循環方式は料理の乾燥を考慮する必要があったが、再加熱食器の開発により軽減された

- **熱風+加湿循環方式**

  熱風+加湿循環方式は再加熱による料理の乾燥を防ぐ効果がある。

- **IH/EH方式**

  IH/EH方式は主食の再加熱ができないため、主食は後差しとなる。
  小型で取り回しが良いので、配膳車プールの面積を削減することが可能

- **マイクロ波方式**

  マイクロ波の再加熱方式は、簡単に言うと電子レンジでの再加熱と同じである。料理の乾燥もなく、再加熱の時間も早い。現在では10分で再加熱可能な機器も開発された。

3　調理の効率化

（1）食材仕込みの考え方

新調理を行う上で重要なことは、加熱調理室で調理師がホテルパンに食材をセットするのではなく、仕込み室でホテルパンにセットすることである。仕込み室でホテルパ

ンにセットすることにより、小人数の調理師で調理が可能となり、調理スケジュールの効率化となる。

　図表4のように材料をホテルパンにセットするが、写真を撮り、仕込みの手順書を作成することにより誰でも業務可能となる。スチームコンベクションオーブンのカートにセットしておき、カート調理→カート冷却することでより効率的に運用できる。

図表4▶材料をセットしたホテルパン

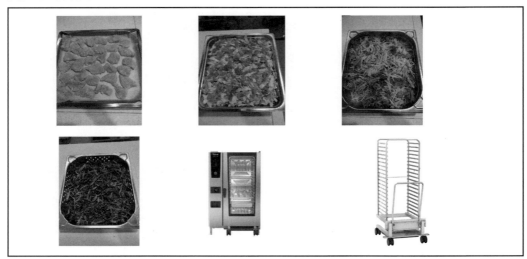

（2）標準作業手順書

　調理を行う上で重要なことは、誰が調理しても同じ仕上がり（柔らかさ・味付け）になるということである。炒め物は食材をスチームコンベクションオーブンで加熱し、回転釜等で味付けをすることにより、柔らかさ・味付けの標準化が可能となる。そのために図表5のような標準作業手順書を作成するが、食材の仕込み、スチームコンベクションオーブンの設定も詳細に記入することが重要となる。調理テストをくり返し検証し、調味料・水分（出汁）のグラムも記載し、HACCPの重要管理点：CCP（Critical Control Point）も記載する。

図表5▶標準作業手順書（例）

クックチル　　　　　　　　標準作業手順書　　　　　作成日：2024/8/1

メニュー名　：　大根と水菜のサラダ

材料（純使用量）

＜食材料＞	1p 数量	単位	＜仕込＞
1　大根	30.00	g	3×3×50　冷蔵保管
2　レッドピーマンS	10.00	g	スライス　冷蔵保管
3　水菜	10.00	g	3cmカット　冷蔵保管
4　調味料			
5　イタリアンドレッシング	15.00	g	ポーションドレッシング

作業工程

工程	操作
・加熱調理	①　大根・ピーマン・水菜を穴開きホテルパンに広げ、低温で蒸す。＜庫内温度の確認＞ （料理モード　バイオ／温度 85℃／時間 10分／使用器具 65mm穴開きホテルパン） ＊中心温度75℃以上・1分以上を確認 CCP1
・急速冷却	②　①をブラストチラーで急速冷却する ＊90分以内に芯温3℃以下 CCP2
・冷蔵保存	③　②に蓋をしてチルド庫に入れて、最高〇時間の保存とする ＊連続芯温3℃以下 CCP3
・提供	④　③の水分を絞り、器に盛付ける

ワンポイント

①加熱機器は必ず、設定温度に温めておく。　　　　　　　　　作成者　高野誠

　図表6の食材の温度による変化を見ると、食材別調理の適温にて野菜のセルロース破壊温度は92℃とある。

　図表5の（大根と水菜のサラダ）標準作業手順書を作成する場合、野菜の歯ごたえを残すため85℃で加熱する。中心温度75℃以上の加熱で殺菌するので、生野菜の消毒は不要となり、92℃以下の加熱なので野菜のセルロース（食物繊維）は破壊されない。魚・肉の加熱も85℃で加熱すると柔らかく調理することが可能となる。肉・魚の低温加熱調理（63℃から67℃）は病院・老人ホームでは安全のため、使用しない。

図表6 ▶ 食材の温度による変化

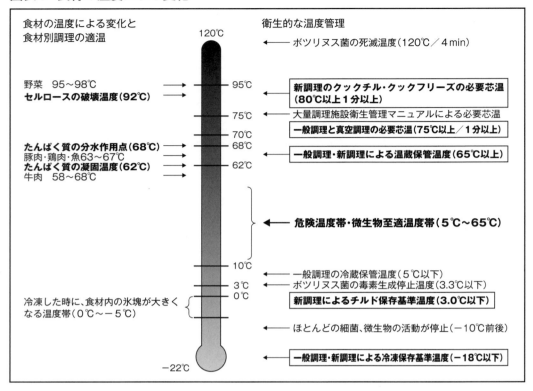

（3）調理スケジュールの考え方

　調理スケジュールを考えるときは、まず料理の特徴を理解することが重要である。図表7の①のカレーから開始すると、加熱時間が長く、作る量も多く、その後の冷却も時間がかかってしまう。

　一方、②のお浸しは作る量も少なく、加熱時間、冷却時間も短い。お浸し冷却中にカレーの加熱調理を開始すると、調理の終了時間を早めることができる。

　冷菜→煮物→炒め物→焼き物の順にスケジュール化すると、作業の効率化につながる。

　クックチルの施設は当日にサーブする料理、提供日に再加熱する料理、翌日のクックチルとして調理する料理が混在するため、提供時間／盛り付け開始時間から逆算して調理スケジュールを作成していく必要がある。

●クックチルTT管理表、調理スケジュールの重要性

　新調理を行う上で、調理スケジュールがもっとも重要となる。誰が調理しても同じ時間に調理が終了するように作成しなければならない。

　図表7の調理スケジュールの考え方で、盛り付け、配膳時間から逆算し、1日の調理

図表7 ▶ 調理スケジュールの考え方

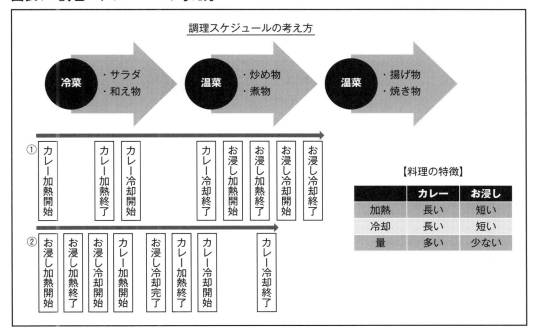

スケジュールを図表8のように記入する。新調理運用前に調理機器を考慮し、スケジュール化することにより、1日の業務・調理師の出勤／退勤時間を管理することが可能となる。

　クックチルの調理スケジュールは、当日のクックサーブ調理・温菜の再加熱から記載し、空いた時間でクックチルの加熱調理、急速冷却の運用となる。

　ニュークックチルの調理スケジュールは、スチームコンベクションオーブンでのクックサーブ調理・温菜の再加熱がないため、冷菜のサラダ・和え物から加熱調理、冷却を行うが、加熱は10分→冷却は60～90分となるため、急速冷却機が少ない場合はスケジュール調整が必要となる。

資料提供

スチームコンベクションオーブン、ロールインカート、冷蔵庫：株式会社フジマック
温冷配膳車：ホシザキ株式会社
再加熱カート：株式会社フジマック、株式会社エージーピー
リヒートクッカー：株式会社AIHO
ブラストチラー：タカハシガリレイ株式会社

図表8▶クックチルTT管理表

T．T．管理表　　　　　　　2024年3月19日（火）

時刻	調理スケジュール		提供日	朝昼夕	献立名	クックサーブ/クックチル 加熱中心温度７５℃以上１分以上 基準設定モード 温度・加湿・時間	中間削除	再加熱・和え作業 基準設定モード 温度・加湿・時間
5:30			3月19日	朝		S・C・O・（ ）		S・Ⓒ・O・（ ）
					さつま揚げの煮物　①	℃　　％　　分		130℃　90％　20 分
6:00	①	②	3月19日	朝		S・C・O・（ ）		S・C・O・（ ）
6:30	③				法蓮草のお浸し　②	℃　　％　　分		℃　　％　和え作業
7:00	⑨	⑭	3月19日	朝		S・C・O・（ ）		S・C・O・（ ）
					里芋の味噌汁　③	℃　　％　　分		℃　％　具材を汁に入れ温める
7:30	⑩	⑮	3月19日	昼		S・Ⓒ・O・（ ）		S・C・O・（ ）
8:00					ぶりの照り焼き　④	180℃　30％　8 分		℃　　％　　分
8:30	⑪		3月19日	昼		S・C・O・（ ）		S・Ⓒ・O・（ ）
					切干大根煮付　⑤	℃　　％　　分		130℃　90％　20 分
9:00	⑫		3月19日	昼		S・C・O・（ ）		S・C・O・（ ）
9:30	⑤	⑥			インゲン胡麻和え　⑥	℃　　％　　分		℃　　％　和え作業
10:00	④	⑦	3月19日	昼		S・C・O・（ ）		S・C・O・（ ）
10:30					大根の味噌汁　⑦	℃　　％　　分		℃　％　具材を汁に入れ温める
11:00	⑬		3月19日	夕		S・Ⓒ・O・（ ） 130℃　90％　30 分		S・C・O・（ ）　℃　％　分
					ポークカレー　⑧			
11:30			3月19日	夕		Ⓢ・C・O・（ ）		S・C・O・（ ）
12:00					コールスローサラダ　⑨	85 ℃　　％　10 分		℃　　％　　分
12:00			3月20日	朝		Ⓢ・C・O・（ ）		S・C・O・（ ）
12:30					オムレツ　⑩	℃　　％　15 分		℃　　％　　分
13:00			3月20日	朝		S・Ⓒ・O・（ ）		S・C・O・（ ）
13:30					野菜炒め　⑪	130℃　50％　8 分		℃　　％　　分
13:30			3月20日	朝		Ⓢ・C・O・（ ）		S・C・O・（ ）
14:00					オニオンスープ　⑫	℃　　％　10 分		℃　　％　　分
14:30			3月20日	昼		S・Ⓒ・O・（ ）		S・C・O・（ ）
15:00					ひじきの煮物　⑬	130℃　90％　30 分		℃　　％　　分
15:00			3月20日	昼		Ⓢ・C・O・（ ）		S・C・O・（ ）
15:30	⑧				小松菜辛し和え　⑭	℃　　％　10 分		℃　　％　　分
16:00			3月20日	夕		Ⓢ・C・O・（ ）		S・C・O・（ ）
16:30					パンプキンサラダ　⑮	℃　　％　15 分		℃　　％　　分
17:00						S・C・O・（ ）　℃　　％		S・C・O・（ ）　℃　　％

【資料】新調理システム使用機器に関する
参考データ

1 再加熱カート

（1）再加熱カートの加熱／冷却の仕組み

カートにより加熱／冷却の伝達方法、加熱箇所・庫内温度状況が以下のように異なる。

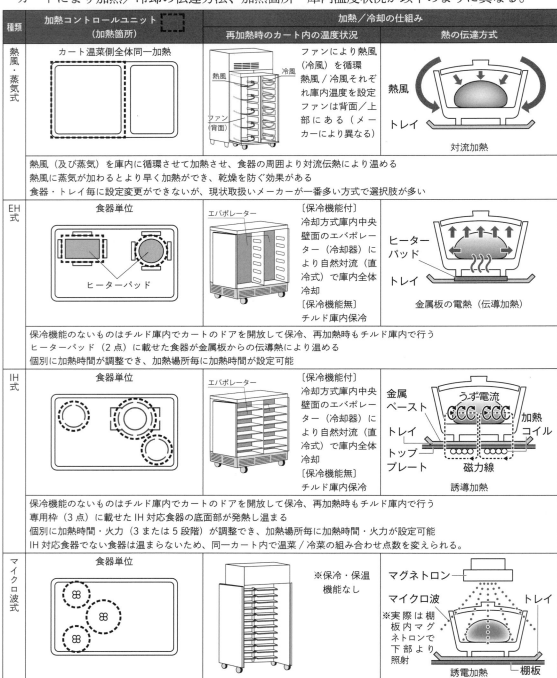

（2）再加熱カートの種類による設置イメージ

　カートの種類や運用方法により設置専有面積やチルド室面積が異なる。設置は、EH・IHの保冷無カートではチルド室の中で保冷・再加熱が行われ、マイクロ波ではチルド室で保冷を行い、再加熱室で順次（約10分）再加熱を行う。翌日朝食用のチルド室を設置することで、夕食配膳前に朝食盛付を行うことにより早く作業ができるため、終業時間を早めるメリットがある。エレベーター・トラックへの搭載数は、配膳や配送の回数が変わり、作業時間に影響するため注意が必要である。

		熱風／蒸気式	EH式	IH式	マイクロ波式
サイズ	全体：ドッキング	幅　820～1000mm 奥行 915～1930mm	幅　686～1007mm 奥行 523～732mm	幅　970～1086mm 奥行 748～806mm	幅　898mm 奥行 885mm
	カート	幅　710～860mm 奥行 760～924mm			幅　778mm 奥行 599mm
特徴		シャトル＋カートの分離型カートがさらにインサートとして分離できる機種有	一体型、保冷付・無の2種類 保冷無は、チルド室での保冷・再加熱を行う 朝食用カートを保有する場合は簡易カート使用で夕食後のトレー差替えが必要だが、初期コストが低い		シャトル＋カートの分離型 リレー加熱を行うため、ステーションの数はカートの1/2以下が可能
試算カート		800×900mm／台	932×732mm／台	1086×748mm／台	778×599mm／台
再加熱カート（保冷）設置スペースイメージ 〔条件〕 225床 45床／病棟 5病棟 カート10台 （24/28膳）		3800 / 5450 再加熱室 800×580 全体：950×1300	2880 / 4000 再加熱室兼チルド室 （保冷無）カート：1086×748	2580 / 3830 再加熱室 （保冷付）カート：932×732	2400 / 4570 ステーション：900×900 再加熱室 2230 / 3740 チルド室 カート：780×600
		翌日朝食用カート（チルド室）〔EH・IHは簡易カートで試算〕			
		カート専有面積7.2㎡ （800×900）×10台 ＋ 移動スペース	カート専有面積6.8㎡ （550×1540）×8台 ＋ 移動スペース	カート専有面積6.5㎡ （530×1540）×8台 ＋ 移動スペース	カート専有面積4.7㎡ （778×599）×10台 ＋ 移動スペース
カート搭載台数		エレベータ1基当たり〔かご有効　大：1800×2500mm、小：1600×1350mm〕			
		大：4台、小：1台	大：4台、小2台	大：4台、小2台	大：6台、小3台
		トラック1台当たり〔荷室有効　大（2tワイドロング）：4380×2040mm、小（2t標準）：2980×1900mm〕			
		大：10台、小：6台	大：10台、小4台	大：10台、小8台	大：15台、小9台

【資料】新調理システム使用機器に関する参考データ

2 再加熱の温度上昇

（1）種類別の水の再加熱温度上昇グラフ

　再加熱カートの種類により、加熱時間の長さはマイクロ波が最短で約10分、EH・IHが約30分、熱風・蒸気式は60〜90分と特徴があり、また再加熱時の温度上昇にも違いがある。ここでは熱風・蒸気・EHの水での温度上昇データを示した。EH・IH・マイクロ波は、料理下部または直接料理を温めるため加熱開始直後から温度上昇が始まるが、加熱終了後、料理温度はあまり上がらない。対して、熱風・蒸気式は庫内全体を上昇させて食器全体から温めることで料理を温めるため、温度上昇は遅れるが、加熱終了後も料理の温度上昇は続く。熱風式では、加熱後クールダウン中に約7℃（9％）上昇する。EH・IHは庫内を冷却の状態で温めるため食器外側が熱くなりにくい。熱風・蒸気式は、食器が熱くなるためクールダウンの時間を設定している。一方で、庫内が温かい状態が続くため保温力が保たれる。

熱風式

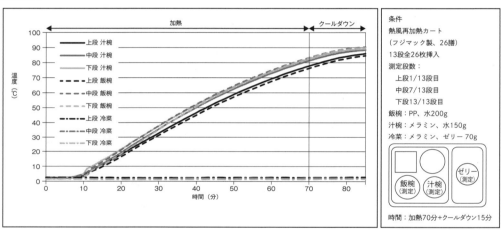

（データ提供：フジマック）

蒸気式

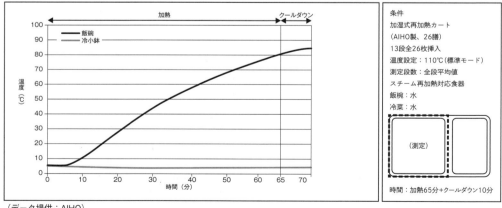

（データ提供：AIHO）

EH式（Electric Heating）

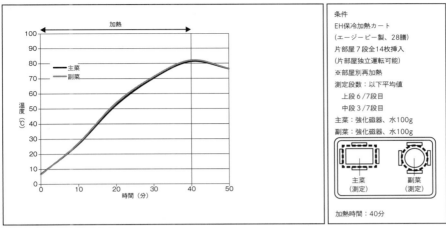

（データ提供：エージーピー）

（2）盛付重量の違うカレーの再加熱温度上昇グラフ

　料理の再加熱の温度上昇に時間が長くかかる代表としては、粘度のある料理のカレー・シチューやお粥などと言われている。ここでは、盛付重量が違うカレー（ソースのみ）の温度上昇データを示した。

熱風式 カレー昇温試験

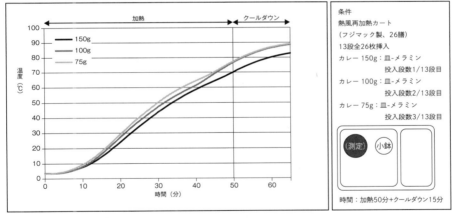

（データ提供：フジマック）

【資料】新調理システム使用機器に関する参考データ

3　再加熱カート　各社仕様比較表　（2024年9月現在）

		熱風式		
加熱方式			（熱風循環方式）	
メーカー名		株式会社AIHO	PHC株式会社	
商品名		プラスキャリー　スタンダード	温冷配膳車デリカート再加熱カート	
外観 トレイセット イメージ		トレーサイズ：460×330mm トレーカラー：ライトグリーン、ホワイト、ピンク カートカラー：ピンク	トレーサイズ：330×470mm カートカラー：外装ホワイト、バンパーピンク トレーカラー：グリーン、ピンク、イエロー、ブラウン	
ラインナップ/ 型番 (棚有効高 /食器有効組高 mm)	20膳		電動：CD1020SP、手動：CD1120JP(棚100、食器98)	
	24膳	IS-241：24膳(棚91、食器90)	電動：CD1024SP、手動：CD1124JP(棚85、食器83)	
	26膳	IS-261：26膳(棚83、食器82)		
	28膳			
	その他		40膳：電動：CD1040SP、手動：CD1140JP(棚100、食器98) 48膳：電動：CD1048SP、手動：CD1148JP(棚85、食器83)	
外形寸法 (W×D×Hmm) [重量]	機種名	カート：ACR-262	CD1048SP(カート48膳電動間仕切り着脱有り)	
	全体	1,000×1,280×2,015[380kg]	855×1,930×1,855[インサート2台含み推定560kg]	
	ステーション	1,000×600×2,015[175kg]		
	カート	790×860×1,690[130kg]		
	インサート	590×750×1,610[75kg]	574×920×1,530[推定60kg]	
周囲最小隔離距離(mm) (左右後：壁・機器との最小隔離距離、 前：移動のための最小開放距離)		左側面160、右側面100(複数台設置ピッチ1160) 背面50、前面1570	左右後：壁との距離＝最小300、機器との距離＝最小200 前：移動のための距離＝最小1500	
電気容量/消費 電力消費電力量 /台	機種名	ステーション：QKN-100HL2-H26	CD1048SP(48膳電動/間仕切り着脱有)	
	電源	3相　200V	3相　200V×2系統(電源コード2本)	
※電力量は、料理 トレー全段フル 投入した場合で 試算、周辺環境、 負荷により変動 あり	消費電力	10.3kW	最大：11.5kW	
	再加熱1サイクル 総消費電力量	5.4kWh(1サイクル90分)	8.7kWh(1サイクル60分)	
	保冷1時間当 り消費電力量	0.54kWh	2.4kWh	
排熱量		最大放熱量3.83kWh	全室冷却運転：3.5kWh、加熱冷却運転：6.4kWh	
給排水設備		給水：不要、排水：50A(φ25ジャバラホース×2)	不要(ドレンは本体タンクへ排水)	
再加熱標準時間		1サイクル90分(工場出荷時) 再加熱75分　クールダウン15分	1サイクル計60分〜80分 再加熱60分(任意クールダウン20分)	
設定可能温度範囲/火力設定		加熱温度60〜120℃ 保冷温度0〜7℃	全室冷却＝保冷3℃(オーバーナイト時など) 加熱冷却＝加熱60℃〜120℃/保冷5℃〜10℃ 保温保冷＝保温60℃〜80℃/保冷5℃〜10℃	
システム特徴		完全先盛り付けによる再加熱 1日3回、1週間分の曜日ごとの予約設定が可能 トレーの出し入れが便利なパススルー構造 温食と冷食を確実に区域分け	電動パワーアシストを搭載、クックサーブの運用が可能 柔軟な運用性＝膳数バリエーションが豊富、省スペース 設置、据置き運用、インサート要否の選択が可能 高断熱性＝均一加熱で温度ムラ抑制、断熱効果にて適温をキープ 温度管理システム等の豊富なオプションの設定が可能	
メリット & デメリット		温度管理システムとの連動が可能 温食と冷食のトレースペースを切替えて使用可能 専用の二重飯椀で乾燥を抑えたご飯の仕上がり インサートの中棚が着脱可能。隅々まで清掃可能 配膳に便利な引き取手付カート 開けたカート扉は側面にスッキリ収まる構造	導入インフラは最小であり、多膳数機にて導入台数コストを抑制 パワーアシストと膳数バリエーションで省人化が可能 インサートカートに扉が無い 48膳タイプは24膳2室を加熱する為、総消費電力は高い(24膳タイプは最小)	

140　　第4部　給食システムソリューション

※五十音順、一部順不同

熱風式		
エレクター株式会社		株式会社フジマック
エルゴサーブ	エルゴサート	再加熱ステーション/シャトル
トレーサイズ:530×325mm カートカラー:ターコイズ、アントラシート トレーカラー:グリーン、ピンク		トレイサイズ:486X320X17mm トレーカラー:イエロー、ピンク他(全7色) シャトルカラー:イエロー、ピンク他(全9色)
SODFJV4/SOESVJ20V4	(18膳)SODFJV4/SOESTJ18V4/SOESTIJ18V4	FRHC24A(棚100、食器96)
	SODFSV4/SOESTS24V4/SOESTIS24V4	FRHC26A(棚92、食器88)
SODFSV4/SOESVS26V4		FRHC28A(棚85、食器81)
(※全膳共通　棚90、食器81)		
エルゴサーブシニア(26膳)	エルゴサートシニア(24膳)	FRHS95(シャトル全機種対応)
905×1,359×1,973[325kg]	905×1493×1,973[356kg]	950X1,253X1,800[395kg]
905×684×1,973[163kg]	905×684×1,973[163kg]	950X720X1,800[250kg]
795×924×1,610[162kg]	795×920×1,610[125kg]	790X766X1,505[145kg]※全機種共通
	630×971×1,490[68kg]	
機器間隔:190、前:1200 側面(壁面)との間隔:350、背面(壁面)との間隔:0		単体設置時:左右側面350、背面0、前面1200 複数台設置時:隣接設置可能、端部機器左右側面350
エルゴサーブシニア	エルゴサートシニア	FRHS95
3相　200V		3相　200V　50/60Hz
6.0kW		7.72/7.90kW
4.43kWh(1サイクル60分) ※トレー全段投入(冷側は空・温側は1品:水を搭載実測値)		4.194/4.624kWh(1サイクル60分)
0.46kWh ※トレー全段投入(冷側は空・温側は1品:水を搭載実測値)		1.367/1.425kWh
1.20kWh(2時間予冷+45分再加熱した場合の1時間あたり排熱量)		1.367/1.425kWh(保冷安定時) 4.194/4.624kWh(再加熱安定時)
不要(ドレン水は蒸発処理)		40A(ホースΦ25mm×2)、ホースΦ16mm
1サイクル60〜70分 再加熱45〜50分　クールダウン15〜20分		1サイクル60分 再加熱45分　クールダウン15分
温蔵側:0〜130℃ 冷蔵側:0〜10℃		保冷　0℃〜+10℃(冷却も同様) 加熱　+60℃〜+130℃ 保存(保温)+60℃〜+80℃
曜日ごとに,1日4回タイマー設定が可能 各工程の温度・時間はすべて変更が可能 プログラムは,5パターン登録可,タイマー毎に選択 機器ドッキングのみで予冷・加熱が自動でスタート(ボタン操作等が不要)		ステーションにて温室、冷室切換式 USBによる温度データ管理が可能 朝、昼、夕食と手動の4パターンの記憶が可能
ステーションが可動式のため、設置が簡単で設置作業時間が短く、運営システム切り替えが容易 設置後の移動も可能 給排水設備不要で既存施設への導入が容易 シャトル切り離しボタンがステーション側面に設置されているので、ステーション並列設置の際は間隔が必要		小型軽量なコンパクト設計 簡単操作,カラーバリエーションが豊富 均一な保冷、再加熱 シャトル側でも運転、解除の操作が可能 冷温蔵配膳車に比べ高価格

※表中のデータは各社からの提供による

【資料】新調理システム使用機器に関する参考データ

加熱方式		蒸気式		
		（過熱水蒸気式）	（加湿付熱風方式）	
メーカー名		株式会社アイエス	株式会社AIHO	
商品名		デリモア	プラスキャリー　コンビネーション	
外観 トレイセット イメージ		トレーサイズ：SCW480（480×330×14mm） SCW440（440×330×14mm） カートカラー：ホワイト トレーカラー：ピンク・グリーン	トレーサイズ：460×330mm トレーカラー：ライトグリーン、ホワイト、ピンク カートカラー：デリシャスピンク、ダークアンバー、 ミルキーアイボリー	
ラインナップ/ 型番 （棚有効高 /食器有効組高 mm）	20膳			
	24膳	ISRH24-480L（棚102、食器94）		
	26膳	ISRH26-480L（棚103.5、食器94）	ISS-260：26膳（棚83、食器82）	
	28膳			
	その他			
外形寸法 （W×D×Hmm） 〔重量〕	機種名	ISRH24-480L	カート：ACS-260	
	全体	820×1,005×2,000〔420kg〕	950×1,085×1,905〔385kg〕	
	ステーション	（コンソール）820×1,005×2,000〔280kg〕	950×1,000×1,905〔205kg〕	
	カート	710×765×1,600〔140kg〕	810×850×1,545〔125kg〕	
	インサート		620×785×1,455〔55kg〕	
周囲最小隔離距離（mm） （左右後：壁・機器との最小隔離距離、 前：移動のための最小開放距離）		側面：20、背面：30 前面：1200	左側面160、右側面20（複数台設置ピッチ970） 背面50、前面1565	
電気容量/消費 電力消費電力量 /台	機種名	デリモア	ステーション：QKW-090SL-S26	
	電源	3相　200V	3相　200V	
※電力量は、料理 トレー全段フル 投入した場合で 試算、周辺環境、 負荷により変動 あり	消費電力	6.5kW	7.3kW	
	再加熱1サイクル 総消費電力量	6.5kWh（1サイクル60分）	4.6kWh（1サイクル75分）	
	保冷1時間当 り消費電力量	0.6kWh	0.54kWh	
排熱量		加熱中（扉閉鎖）3.01kWh、加熱終了後（扉解放）4.53kWh	最大放熱量3.48kWh	
給排水設備		給水：要（軟水器経由）、排水：要（キャッチタンク仕様あり）	給水：15A、排水：50A（φ25ジャバラホース×2）	
再加熱標準時間		1サイクル60分 再加熱40分　クールダウン20分	1サイクル75分（工場出荷時） 再加熱65分　クールダウン10分	
設定可能温度範囲/火力設定		加熱　110℃〜140℃ 保冷　2℃〜5℃ 保温　60℃〜80℃	加熱温度60〜120℃ 保冷温度0〜7℃ 加湿出力16段階	
システム特徴		加熱方式に過熱水蒸気を採用	ボイラーレス、軟水器なしの加湿機能を搭載 加湿機能で食材の乾燥を防ぎ、多様なメニューに対応 環境に配慮したグリーン冷媒「R448A」を採用 完全先盛り付けによる再加熱 1日3回、1週間分の曜日ごとの予約設定が可能	
メリット ＆ デメリット		過熱水蒸気により食品全般の乾燥を抑える 特にご飯・お粥の再加熱提供を容易にする 加熱稼働中の放出熱を抑える構造 給排水設備が必要	温度管理システムとの連動が可能 加湿量の調節可能、さらに加湿タイミングも設定可能 コンパクト設計で取り回しが楽 停電前後の庫内温度表示機能付 軟水器設置工事やフィルター交換が不要 ※水質によっては、軟水器が必要な場合あり 給排水設備が必要	

142　　第4部　給食システムソリューション

	蒸気式		
	(スチコン式再加熱)		(過熱蒸気循環方式)
	ニチワ電機株式会社		ホシザキ株式会社
	スチコン式再加熱カート (インサートカートタイプ)	スチコン式再加熱カート (ワンカートタイプ)	ホシザキ再加熱カート
	トレーサイズ:487×319×15mm カートカラー:緑 トレーカラー:若草色、あずき色		トレーサイズ:482×325×14mm 断熱カート色:ライトグレー トレーカラー:ブラウン・イエロー・ピンク
	RHI-S24+RHI-H24+RHI-I24	RHS-S24+RHS-C24	NW-24B3:24膳(棚92、食器85以下)
	RHI-S26+RHI-H26+RHI-I26	RHS-S26+RHS-C26	NW-26B3:26膳(棚92、食器85以下)
		RHS-S28+RHS-C28	NW-28B3:28膳(棚85、食器80以下)
	(22膳)RHI-S22+RHI-H22+RHI-I22 (※全膳共通棚92、食器85)	(22膳)RHS-S22+RHS-C22 (※全膳共通棚92、食器85)	NW-22B3:22膳(棚92、食器85以下)
	RHI-S24+RHI-H24+RHI-I24	RHS-S24+RHS-C24	NW-26B3
	950×1,025×2,068[491kg]	950×1,025×1,908[400kg]	950×915×2,181[424kg]
	950×990×2,068[293kg]	950×990×1,908[270kg]	950×915×2,181[202kg]
	(ホールディングカート)845×830×1,618[118kg]	(カート)845×830×1,458[130kg]	860×790×1,550[146kg]
	655×712×1,528[80kg]	—	603×741×1,479[76kg]
	背面:0　　左右:横並び可 前方取り出し距離　前方:2000		左右後:ピッタリ設置可能(10程度余裕推奨) 天井と製品は300以上※給排気・配管スペース等は別途確保必要
	RHIシリーズ共通	RHSシリーズ共通	NW-22,24,26,28B3
	3相 200V	3相 200V	3相 200V 50/60Hz 容量10.1kVA(28.9A)
	7.7/7.8kW(50/60Hz)	7.7/7.8kW(50/60Hz)	電熱装置定格消費電力 8.75/8.75kW
	8.45kWh(1サイクル65分)	7.8kWh(1サイクル60分)	8.65kWh(1サイクル90分)(50Hz) ※(無負荷計算値)冷蔵室の運転を含みます
	1.61kWh	1.61kWh	0.81kWh(50Hz)※(無負荷計算値)
	2.8kWh	2.8kWh	2.33kWh(50Hz)
	給水:15A、排水:20A	給水:15A、排水:20A	給水:要(Rc1/2×1)、排水:要(Φ22mm×1,Φ19mm×1)
	一括工程で65分※機種により異なる クールダウンモード無	一括工程で60分※機種により異なる クールダウンモード無	1サイクル90分(工場出荷時) 加熱:65分 蒸らし:25分
	保冷:1~40℃ 保温:65~100℃ 加熱:80~140℃(※ただし加熱は設定済みモードの使用を推奨)		冷蔵 2~15℃ 加熱 50~120℃(加湿出力10段階) 保冷 2~15℃ / 保温 50~90℃
	スチコンの自動加湿オーブン方式 AI自動補正機能搭載 一連の工程を自動記録 PCで稼働状況、エラー発報をリアルタイムに取集可能(オプション)		加湿レベル調節可能 再加熱はタイマー自動スタート USBメモリーで温度履歴データ出力可能 自社温度管理システム接続可能(オプション)
	幅広いメニューを美味しく的確に再加熱可能 ご飯、パン、麺、焼魚、玉子焼きもホカホカに仕上がる オリジナル松花堂弁当箱の使用で食器の数を削減でき、盛付け~配膳~洗浄までの作業を効率化(オプション) 蒸気の効果で加熱時間を短縮し高品質な仕上がりを実現 トレー、食器、スプーンへの殺菌性能検査実施済 専用トレー、耐熱耐湿(温蔵室)食器の使用が必要		加湿機能で食品の乾燥を防止 保温性の高い断熱カートで配膳時適温を維持 機器両側面 ピッタリ設置可能 加湿なし仕様(熱風式)特注対応 蒸気式は軟水器接続 要 補助電動機仕様 不可 マイクロ波式と比較し再加熱時間が長い

※表中のデータは各社からの提供による

加熱方式	EH（Electric Heating）式 （電気ヒーター加熱方式）		
メーカー名	株式会社エージーピー		
商品名	EH保冷加熱カート（22食） サイドオープンタイプ	EH加熱カート（28食） サイドローディングタイプ	
外観 トレイセット イメージ	保冷加熱カート（保冷機能付き）	加熱カート（チルド庫対応） トレイサイズ：393×267mm トレイカラー：ダークブラウン カートカラー：ピンク	

ラインナップ/ 型番 （棚有効高 /食器有効組高 mm）	20膳			
	24膳			
	26膳			
	28膳	CH4-1A328K（棚120、食器118）	HE2-1A328K（棚120、食器118）	
	その他	22膳　CH2-1A422A（棚75、食器73） 33膳　CH3-1A433A（棚75、食器73）		

外形寸法 （W×D×Hmm） 〔重量〕	機種名	サイドローディングタイプ（28食）	サイドローディングタイプ（28食）	
	全体	932×732×1,448※〔135kg〕	888×603×1,333※〔72kg〕	
	ステーション			
	カート	（22食:全体）686×523×1,412※〔85kg〕		
	インサート	（33食:全体）1,007×523×1,412※〔94kg〕		

周囲最小隔離距離(mm) （左右後:壁・機器との最小隔離距離、 前:移動のための最小開放距離）	300～（推奨）	50～（推奨）	

電気容量/消費 電力消費電力量 /台 ※電力量は、料理 トレー全段フル 投入した場合で 試算、周辺環境、 負荷により変動 あり	機種名	EH保冷加熱カート（28食） サイドローディングタイプ	EH加熱カート（28食） サイドローディングタイプ	
	電源	単相　100V		
	消費電力	最大消費電力：3.48kw （ダブルヒーターパッドトレイ全数装着時）	最大消費電力：3.18kw （ダブルヒーターパッドトレイ全数装着時）	
	再加熱1サイクル 総消費電力量	1.74kWh（1サイクル30分） （最大値　2点加熱　ダブルヒーターパッドトレイ全数装着時）	1.59kWh（1サイクル30分） （最大値　2点加熱　ダブルヒーターパッドトレイ全数装着時）	
	保冷1時間当 り消費電力量	0.3kWh	-	

排熱量	0.429kW/30分（1サイクル）	0.313（50Hz）/0.354（60Hz）kW /30分（1サイクル）	
給排水設備	不要		
再加熱標準時間	1サイクル平均30分 再加熱30分　クールダウン不要		
設定可能温度範囲/火力設定	保冷：0～10℃以下（制御可）		
	2点の加熱ポジションは個別に加熱時間（0～60分）と加熱終了時間を設定可能 ※さらに細かく部屋別の設定も可能		
システム特徴	航空機内食の技術を応用した軽量・コンパクト設計 狭い場所でもスムーズに移動 スペースを確保できない施設に対応 部屋毎の加熱設定で食種に適した仕上げ加熱を実現 再加熱した料理の数だけ電気を消費する省エネカート 付帯設備費用抑制と環境負荷低減に貢献		
メリット ＆ デメリット	再加熱するトレイの数だけ電気を消費する省エネ製品 単相100V仕様（設置工事費用抑制効果） 1回あたりの再加熱時間が短い コンパクト、静音設計で排熱も少なく場所を選ばない 再加熱後はトレイ上にあるヒーターの予熱で保温効果 温菜と冷菜が混在できる日本食仕様の食器レイアウト 1トレイあたり2点までの再加熱制限がある		

144　　第4部　給食システムソリューション

IH (Induction Heating) 式 (電磁誘導加熱方式)		マイクロ波式
株式会社エージービー		株式会社 中島製作所
IH保冷加熱カート	IH加熱カート	ミールシャトル
保冷加熱カート（保冷機能付き）	加熱カート（チルド庫対応）	
トレイサイズ：410×330mm トレイカラー：茶、緑、黒　＊黒（ノンスリップ加工） カートカラー：ピンク		トレーサイズ：330×440×19mm カートカラー：カラー展開なし トレーカラー：ピンク・イエロー・グリーン・ホワイト・オレンジ
IH11C2-2F824K（棚105、食器100）	IHH2-2F824Q（棚130、食器125） IHH2-2F828L（棚110、食器105）	［NMS-SH24］（棚110、食器組高さ84以下）
IH保冷加熱カート（24食） 970×806×1,480※［180kg］	IH加熱カート（24／28食） 1,086×748×1,473※［165kg］	ミールシャトル（シャトル）NMS-SH24 898×885×1,860［400kg］ 778×599×1,569［105kg］
300～（推奨）	50～（推奨）	左右、背面の壁から120、複数台設置ピッチ240 前面指定なし（理想1500以上）
IH保冷加熱カート（24食）	IH加熱カート（24食）	ミールシャトル（ステーション）NMS-ST24
3相　200V		3相200V　50/60Hz　60A
最大消費電力：3.72kw （3点加熱・火力強・トレイ・食器24セット挿入時）	最大消費電力：4.68kw （3点加熱・火力強・トレイ・食器24セット挿入時）	19.7kW
1.86kWh（1サイクル30分） （最大値　3点加熱　火力強、トレイ・食器24セット挿入時）	2.34kWh（1サイクル30分） （最大値　3点加熱　火力強、トレイ・食器24セット挿入時）	3.3kWh（1サイクル10分　24食）　実測値：2.6kWh
0.4kWh	-	
0.741kW/30分（1サイクル）	0.521（50Hz）/0.625（60Hz）kW /30分（1サイクル）	1.6kWh/10分（1サイクル）
不要		不要
1サイクル平均30分 再加熱30分　クールダウン不要		1サイクル10分 再加熱10分　クールダウン不要
保冷：0～10℃以下（制御可） 火力：3点個別に3段階設定	火力：3点個別に3段階設定	加熱時間を15秒単位で設定可能
3点の加熱ポジションは個別に加熱時間（0～60分）と加熱終了時間を設定可能		
電磁誘導加熱技術を応用した再加熱カート 料理に応じた再加熱で調理に近い仕上がりを実現 再加熱した料理の数だけ電気を消費する省エネカート 付帯設備費用抑制と環境負荷低減に貢献 集中管理システムにより複数台のカートをまとめて管理		各トレイ単位（食器単位可）で温め方を調整（制御）可能 お食事に合わせた最適加熱で提供 1つのシャトルで再加熱完了後の狙い温度制御が可能 例）常食はアツアツに嚥下食は溶ける前の温度に仕上げる 加熱データを一括読み取り可能　（専用ソフトあり） ステーションへ1つのQRコードを読取り24膳分でデータ取込
再加熱する食器の数だけ電気を消費する省エネ製品 1回あたりの再加熱時間が短い コンパクト、静音設計で排熱も少なく場所を選ばない 広い棚ピッチ設計のため食器の自由度が広がる 温菜と冷菜が混在できる日本食仕様の食器レイアウト 主食の再加熱が可能 再加熱に最低8トレイ（8セット）以上の制限がある		10分で再加熱が完了する為ステーション（加熱機本体）の設置台数を減らすことができる（連続リレー運転が可能）1/3台で運用可能 カートプール設置面積の縮小ができる 給排水工事が不要なため設置工事費用抑制可能 省電力で電気代が安い 冷蔵機能がなくタイマー再加熱ができない シャトル膳数24膳のみ

※表中のデータは各社からの提供による

4　ブラストチラー

　クックチルの冷却は「90分以内3℃以下」を遵守するとされている。そのために1天板の料理重量を2.5kgや3kg以内としている施設もある。英国保健局「クックチル・クックフリーズガイドライン」で定める50mm以内の深さにする等の規定がある[1]。ミートソースの実験にて、3cmに比べ4cm以上になると著しく長くなるとの報告もある[2]。実際には、料理により所要時間は異なる。代表的な冷却機器のブラストチラーの参考データを示す。

（1）投入重量別カレーの冷却温度降下グラフ
　粘度のある料理は冷却時間がかかる。代表例として、カレーの重量別データを示す。重量により90分以内で3℃以下に達しない。このため投入量コントロールが重要である。

ホテルパン1枚あたりのカレー重量と冷却所要時間について

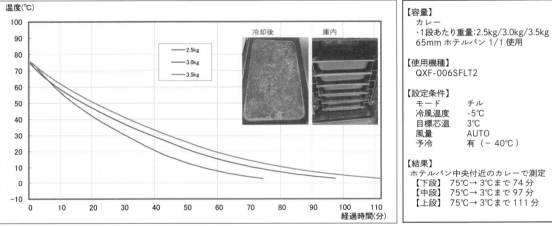

（データ提供：フクシマガリレイ）　　　　　　　　　※冷却時間は食材の量・大きさや種類や初期温度によって異なります。

（2）粘度の違う料理の冷却温度降下グラフ
　同重量のカレーとお湯では、粘度のあるカレーに冷却時間がかかることがわかる。

ブラストチラーによるカレーとお湯の冷却時間比較

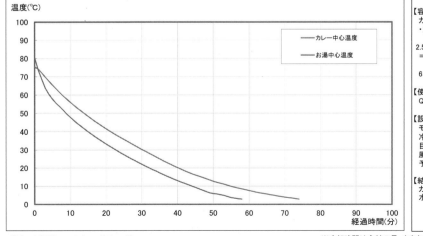
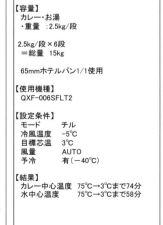

（データ提供：フクシマガリレイ）　　　　　　　　　※冷却時間は食材の量・大きさや種類や初期温度によって異なります。

（3）料理別冷却温度降下グラフ

　本書「3-7　新調理システムと調理の効率化」でも料理よる冷却時間の違いに触れている。ここでは具体的な料理別の温度降下データを示す。実際の調理では投入料理・重量・粘度・大きさに冷却時間が左右されることを理解し「90分以内3℃以下」となるように投入量をコントロールする必要がある。

ブラストチラーによる加熱済みもやしの冷却試験

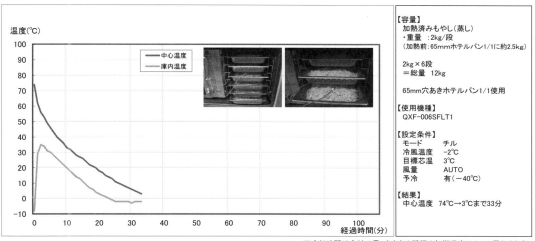

ブラストチラーによるかぼちゃ煮の冷却試験

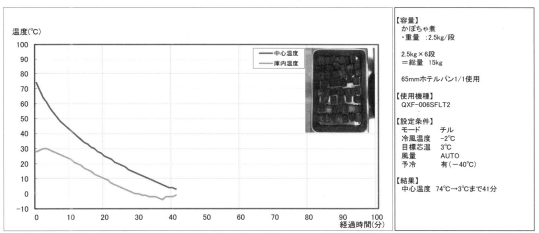

（データ提供：フクシマガリレイ）

ブラストチラーによる筑前煮（2.5kg）の冷却試験

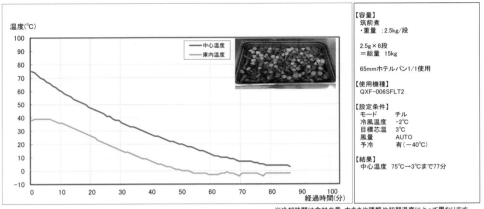

ブラストチラーによる鯖の塩焼きの冷却試験

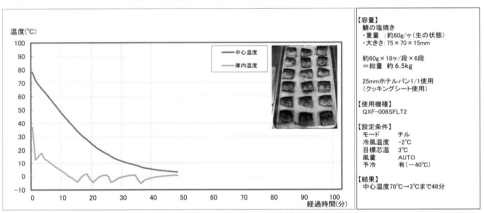

ブラストチラーによるローストポークの冷却試験

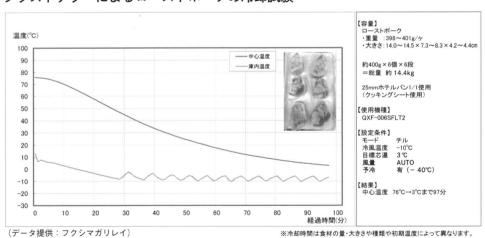

（データ提供：フクシマガリレイ）

※冷却時間は食材の量・大きさや種類や初期温度によって異なります。

出典一覧

1) 英国のガイドライン：chilled and Frozen Guidelines on cook-chille and Cook-freeze Catering Systems
2) 日本食生活学会誌　1999　Vol9-4　クックチルシステムにおける急速冷却の生産管理について　殿塚婦美

第4部 給食システムソリューション

第7章 ハイブリッド（組み合わせ）／アッセンブルシステム

1 はじめに

　これまでは直営・委託に関わらず、施設単位で献立作成から食材・食品の原材料を購入、調理→提供までの一連の業務を行ってきたが、人手不足と各運営コストの上昇により、食事提供の継続が危うい現状にある。今度さらに悪化することは明白であり、運営の根本からの見直しが必須な状況にある。

　ハイブリット（組み合わせ）／アッセンブルシステムとは、多くの調理品を外部より購入する方式である。本論に入る前に生産システムを整理する。

（1）生産システム（Production System）

　生産ステムとは提供する料理（製品）の生産場所、時間的隔たり、調理システム、保存方法により、一定の規則のもと機能的に生産が組織された体制をいう。

図表1▶生産システムの種類

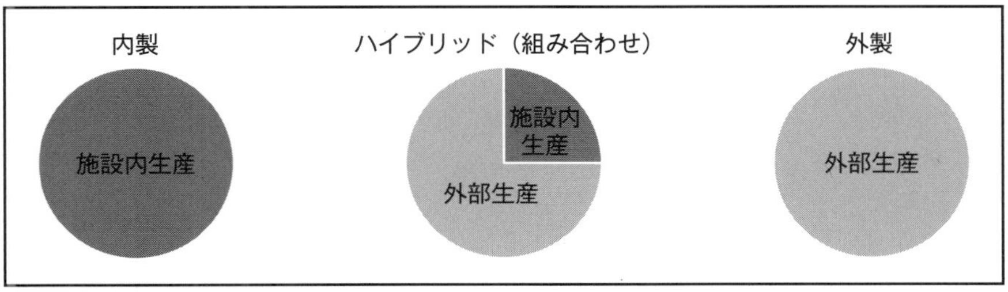

　近年、介護施設において外部から完全調理品の導入が増加傾向にあるが、病院においては細分化・個別対応の食事提供が障壁となり一部にとどまっている。

2　ハイブリッド（組み合わせ）／アッセンブルシステム

　まずシステムの定義を解説する。ハイブリッド、アッセンブルは相関関係にあり、アッセンブルとは「集めること、集めた部品を組み合わせること」である。使用するすべてまたは大部分の料理を再加熱や解凍するだけで食べられる状態で外部から購入する方式で、米国では「コンビニエンスシステム」と言われている。

　家庭での食事も、過去は「内食」が中心で、家庭内で素材から調理したものを食べていた。しかし、現在は「中食（外食と内食の中間にあり、惣菜や弁当などを買って帰り家で食べること、あるいはその食物のことを言う）」の需要が拡大している。

　「中食」拡大の理由としては「時間がない、調理・片付けが面倒、時間の節約、共働き家庭が増えている」等、時短ニーズが高まっていることにある。病院・介護施設においても例外ではなく、働き手が極度に減少するなか、導入は余儀なくされるであろう。

　特別食が少ない介護施設においては比較的導入が容易ではあるが、病院においては一般食を中心に（特別食の一部も）検討する必要が認められる。

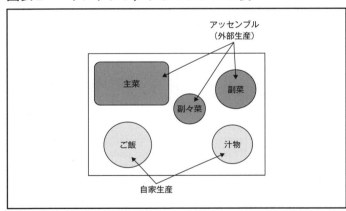

図表2 ▶ ハイブリッド／アッセンブルの例

（1）導入の目的と期待
① 少人数オペレーション化（生産性向上）とパート化促進
② 食品安全性向上
③ 食材ロス削減（とくにフリーズ品使用の場合）
④ 水光熱費削減
⑤ 厨房スペースのコンパクト化と厨房設備の削減（イニシャルおよび減価償却、リース費）
⑥ BCP対応

（2）導入の範囲と要点

①なぜ導入するのか？　→主要目的は少人化と経営改善
②導入の範囲

- 全面的に使用
- 常食、EC、CC、PC食およびソフト食・ミキサー食
- 朝食のみ使用
- 土日祝日や長期休暇時
- 手間と時間のかかるメニュー

【要点】費用対効果試算（食材費対人件費）が重要
　　　　部分のみ導入は割高となる危険性あり

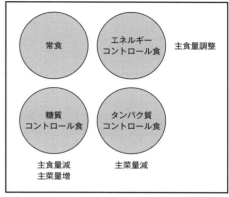

図表3 ▶ 対象食種と要点

（3）オペレーションへの影響性（450床病院試算）

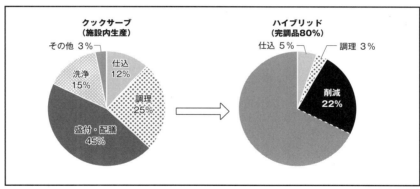

図表4 ▶ クックサーブとハイブリッドの比較

※オペレーション合計時間29％（仕込＋調理）程度の削減が見込まれる

（4）エネルギー（水光熱費）使用量の削減と環境性

　加熱調理の大幅な削減は、厨房設備と給排気電気使用量の減少に直結する。近年、エネルギーコストは上昇の一途をたどっており、省エネ・省コストともにCO2排出減は地球環境への貢献も期待できる。

（5）イニシャルコスト

①厨房設備（クッキング＆急速冷却エリア）、450床病院

図表5▶ニュークックチルとハイブリッドの比較

ニュークックチル／主要機器のみ

エリア	機器名	数量	能力	標準価格
クッキング	スチームコンベクションオーブン	2	1/1×20段	@5,426千円×2台=10,852千円
クッキング	バリオクッキングセンター	2	100ℓ	@4,206千円×2台=8,412千円
クッキング	小計	4		19,264千円
冷却	ブラストチラー	4	20段	@6,000千円×4台=2,400千円
冷却	小計	4		24,000千円
	合計	8		43,264千円

ハイブリッド／主要機器のみ

エリア	機器名	数量	能力	標準価格
クッキング冷却	スチームコンベクションオーブン	1	1/1×6段	@1,794千円
クッキング冷却	ブラストチラー	1		@2,400千円
	合計	2		4,033千円

※43,264千円（ニュークックチル）－4,033千円（ハイブリッド）＝39,231千円減

②建築コスト（建物および附帯する設備／空調、衛生、電気工事）

　前提条件：坪単価2,000千円

○ニュークックチル（クッキング＆急速冷却エリア）

　7.8m²（機器設置面積）×2.5倍＝19.5m²（約6坪）×2,000千円/坪＝12,000千円

○ハイブリッド（クッキング＆急速冷却エリア）

　1.9m²（機器設置面積）×2.5倍＝4.8m²（約1.5坪）×2,000千円/坪＝2,400千円

　※12,000千円（ニュークックチル）－2,400千円＝9,600千円減

（6）運用コスト

図表6▶給食システム運営シミュレーション

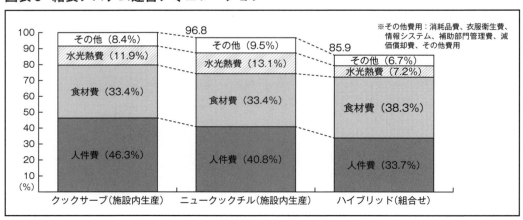

（7）システム総合比較

図表6 ▶ システム別の評価表

	施設内生産		ハイブリッド（完調品80%）
	クックサーブ	ニュークックチル	
食材費／フードコスト	△	△	×
人件費／レーバーコスト	×	○	○
マンパワー量	×	○	○
エネルギーコスト	△	×	○
イニシャルコスト	△	×	○
持続性	○	○	△
総合評価	×	△	○

評価基準
○ 良い
△ どちらでもない
× 悪い

　経営マネジメントの視点から3段階評価で実施した。総合評価ではハイブリッドが優れ、ニュークックチル、クックサーブの順となった。

　食事提供の基本要件である患者への対応性や味をはじめ、持続可能性（外部依存）もあわせて総合的に検討する必要がある。

（8）考察

　経済性を主眼に述べてきたが、今後はハイブリッド導入施設の増加が余儀ない状況ある。要因としては

・極度の人手不足（直敬、委託共通）
・調理師不足
・運営コストすべての上昇（人件費、食材費、光熱水費……）
・建築費、機材コストの上昇

　ハイブリッドが理想的ではないが、収入増は見込み薄であり、人手不足と運営コスト増が続くなか、継続的な食事提供と収益改善をめざすためには当システムが有益であり、検討すべきである。

第7章　ハイブリッド（組み合わせ）／アッセンブルシステム　　153

（9）完調品バリエーション例（冷凍調理済み食品）

図表7 ▶ 1日の献立表

資料協力：クックデリ

		常食	糖尿病食	減塩食	たんぱく制限40g以下	脂質制限35g以下	全粥食	ミキサー	ソフト
朝		米飯 150g	米飯 150g	米飯 150g	ゆめごはん 1/25（150g）	米飯 150g	全粥 300g	ミキサー粥 200g	ゼリー粥 150g
		ふわとろスクランブル	ふわとろスクランブル	ふわとろスクランブル	ふわとろスクランブル 1/2	ふわとろスクランブル 1.5	ふわとろスクランブル	ソーセージオムレツ	デミグラスオムレツ
		キャベツのコンソメ煮	キャベツのコンソメ煮	キャベツのコンソメ煮	キャベツのコンソメ煮	キャベツのコンソメ煮	キャベツのコンソメ煮	ブロッコリーソテー	里芋煮物
		スライスハム	スライスハム	スライスハム	スライスハム	スライスハム 1/2	スライスハム	トマト煮込み	人参グラッセ
		味噌汁 100cc（汁のみ）	味噌汁 100cc（汁のみ）	—	—	味噌汁 100cc（汁のみ）	味噌汁 100cc（汁のみ）	—	—
		牛乳	牛乳	牛乳	ゼリー（アガロリー）	低脂肪乳	牛乳	ヨーグルト	ヨーグルト
昼		米飯 150g	米飯 150g	米飯 150g	ゆめごはん 1/25（150g）	米飯 150g	全粥 300g	ミキサー粥 200g	ゼリー粥 150g
		つくねと大根の煮物	つくねと大根の煮物	つくねと大根の煮物	つくねと大根の煮物	つくねと大根の煮物	つくねと大根の煮物	海老のチリソース煮	豚肉の甘辛煮
		茄子の吉野煮	茄子の吉野煮	茄子の吉野煮	茄子の吉野煮	かぼちゃの煮物	かぼちゃの煮物	茄子のみそ炒め	大根中華だし風
		湯葉の胡麻和え	湯葉の胡麻和え	湯葉の胡麻和え	湯葉の胡麻和え	湯葉の胡麻和え	豆腐ナゲット	とうもろこし洋風煮	アスパラバター醤油炒め
		果物（バナナ）	果物（バナナ）	果物（バナナ）	果物（バナナ）	果物（バナナ）	果物（バナナ）		
夕		米飯 150	米飯 150g	米飯 150g	ゆめごはん 1/25（150g）	米飯 150g	全粥 300g	ミキサー粥 200g	ゼリー粥 150g
		銀ひらすの西京焼き	銀ひらすの西京焼き	銀ひらすの西京焼き	銀ひらすの西京焼き	銀ひらすの西京焼き	銀ひらすの西京焼き	すきやき	海老の照り煮
		甘酢生姜	甘酢生姜	甘酢生姜	甘酢生姜	甘酢生姜			
		野菜入りふんわりしんじょ	野菜入りふんわりしんじょ	野菜入りふんわりしんじょ	野菜入りふんわりしんじょ	野菜入りふんわりしんじょ	大根と里芋のそぼろあん	ほうれん草だし煮	かぼちゃ甘煮
		蓮根の梅おかかマヨサラダ	蓮根の梅おかかマヨサラダ	蓮根の梅おかかマヨサラダ	蓮根の梅おかかマヨサラダ	蓮根の梅おかかマヨサラダ	スパゲッティサラダ	あずきバター	キャベツナムル
		—	—	—	—	ゼリー（アガロリー）	ヨーグルト 80g		
1日合計	エネルギー	1577	1577	1562	1610	1573	1588	1467	1488
	たんぱく質	57.7	57.7	56.8	37.9	55.8	62	55.4	56.4
	脂質	51.9	51.9	51.5	47.5	31.7	45.2	46.1	46.4
	食塩相当量	5.6	5.6	4.6	4.4	5.8	6.9	5.6	5.7

価格	主菜 1食あたり	温菜 1食あたり	冷菜 1食あたり	一般食朝昼夕セット	治療食朝昼夕セット	ソフト食セット	ミキサー食セット
単価	180～300円	70円～150円	50円～150円	900円～1300円	900円～1300円	1000円	1000円

食種別による提供形態の違い（朝食）

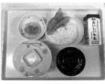
常食

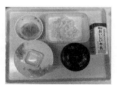
全粥食

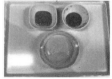
ミキサー

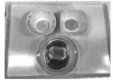
ソフト

3 クックフリーズシステム（Cook-Freeze System）

クックフリーズは1920（大正9）年に北海道での新鮮な魚介類の冷凍からはじまったと言われ、104年が経過した。本格的には、1964（昭和39）年の東京オリンピックの選手村で提供・利用され、好評であった。その後は市場拡大が進み、近年の共働きや高齢世帯の増加により食の簡便需要が強まり、冷凍食品は急拡大を続けている。

この流れは病院・介護施設給食も例外ではなく、需要増加が見込まれる。そのメリットとして長期保存と食品ロスの削減に大きく貢献することが挙げられ、注目されている。

（1）基本原理

・冷却冷凍プロセスは調理後迅速に
・再解凍禁止
・消費（食事提供）前の最終加熱は迅速に、ただちに配膳する

（2）特性

保存を−18℃で行いバクテリアの増殖を抑え、賞味期限を数か月まで延ばす方法である。したがって解凍と再加熱が正しく行われば、食中毒のリスクは非常に低くなる。

（3）注意事項

①冷却

冷凍食品の美味しさや栄養価を維持するために特別なレシピと調理手順が必要となる。とくにソース類の製造には特別なフォーミュラーや材料が必要である。ソースや濃度が濃いスープ、キャセロールのソースなどの場合、小麦粉の替わりにアミノペクチンが多く含まれるスターチにしないと満足した商品ができない。

②小分け

均一な加熱を保障するために、トレーに小分けしなければならない。

食品は調理後15分以内にブラストチラーに入れなければならない。ただし、調理済みの肉は薄く切らなければいけないので2時間以内である。

③冷凍

冷凍は、調理終了後食品の中心温度が−5℃になるまで90分以内に行わなければならない。冷凍終了後はただちに保存用の冷凍庫に移され、その保存用の冷凍庫で−18℃以下で保存されなければならない。

一度冷凍を開始したら、決して食品をそのプロセス中に追加してはならない。冷凍時

間は食品の量や種類によって異なる。

④保存

　調理済みの冷凍食品は、－18℃以下で保存されなければならない。賞味期限は食品の種類によって異なるが、一般的に3か月くらいが、栄養価や美味しさを極端に劣化させないで保存できる期間である。

　しかしながら、容器に必ずバッチの製造日付、使用期限などを記入することとし、基本的には古い物から使用しなければならない。

⑤配送

　配送中も冷蔵品は3℃以下、冷凍品は－18℃以下に温度を保ち、決して一部でも溶けないことが重要である。

　配送用の車は、とくに配送時間が長い場合、機械的な冷蔵システムの保冷車が望ましい。配送時間が短い場合は、氷を詰めた保冷庫でも解凍しなければ問題ない。必ず車中の温度計で庫内温度を確認する。

　サテライトに到着時、すべての食品を速やかに保存用の冷凍庫に移す。その場合も温度は－18℃以下である必要がある。もし温度が－10℃以上であるならば、すぐに冷蔵庫に移し、速やかに使用すべきである。また、**温度が10℃以上であれば、ただちに廃棄**する必要がある。

⑥再加熱

　冷凍食品を再加熱する場合、食品の中心温度が少なくとも**70℃で2分間保持**されなければならない。

●クックフリーズプロセスの品質保証

　クックチルのプロセスでは、非常に厳密な品質保証システムを実行しなければならず、HACCPシステムの採用を推奨する。

　食品衛生管理者が品質保証の責任者となり、温度と時間の管理や食品の取扱いに関して、従業員に熟知させるよう努める必要がある。食品の冷却時、保存時、配送時など温度管理を徹底し、記録を一定期間残しておかなければならない。

参考文献

Guidance Note No.15 Cook-Chill Systems in the Food service Sector. (Revision I) Application for reproduction should be made to the FSAI information Unit／アイルランド食品安全庁2006

第**4**部
給食システム
ソリューション

第**8**章
キッチンレスシステム

　キッチンレスとは、施設内に厨房が存在しない方式であり、外部のセントラルキッチンやカミサリー（供給センター）でトレイメイク済みの食事を受け入れる方式である。必要なのはカートプールのみのため人員とスペースを大幅に削減することが可能となり、一部の病院ではすでに導入され、今後は増加傾向にある。

●メリット
・人員の削減（食事配送要員のみ）
・厨房スペースの縮小化と厨房機材の削減
・水光熱費の削減
・早朝勤務の軽減
●留意点
・病院、介護施設の特性が出せない（メニューの画一化）
・食事変更への対応制限（オーダー締切時間）
・食事提供の持続性

　当システムは外部生産会社の提供メニューに束縛される等、検討を要するが、中小規模の病院や介護施設には適合するものと思われる。後述の60床病院に感想を聞いたが、答えは「ほぼ満足している。毎日２食は検食しているがおいしい、経営的にも給食料収入をほぼ全額、食品会社に支払っているがそれで良い。同施設ですべて調理をすれば（直営・委託問わず）大幅な赤字となることは必至である」とのことだった。
　「厨房を持たない給食システム」は中小病院の今後の在り方かもしれない。

図表1 ▶ 60床病院事例

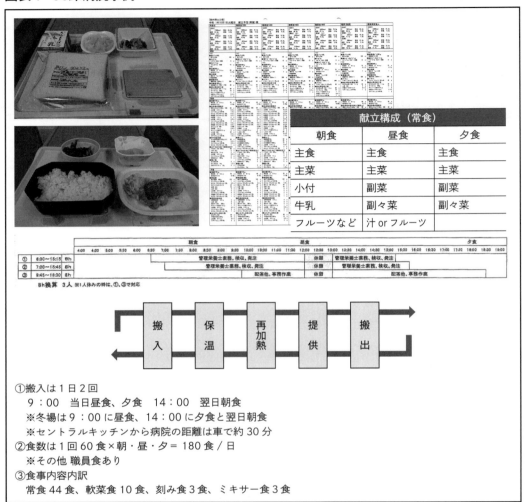

(出典:「病院・福祉給食セミナー」HOSPEX Japan2019、2019年11月20日)

図表2 ▶ 業務内容

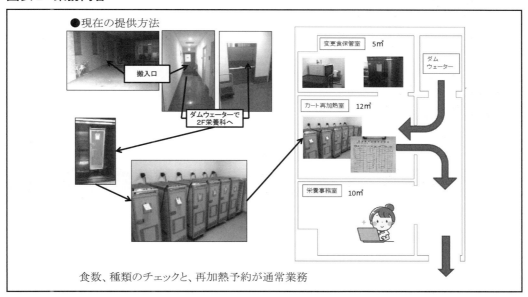

図表3 ▶ 導入コストメリット／削減効果（推定）

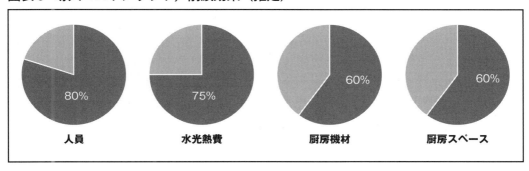

第9章 セントラルキッチンシステム

第4部 給食システムソリューション

1 セントラルキッチン／CK（院外調理施設）とは

1996年4月、規制緩和の一環として院外での食事生産が認可された。こうしたセンター化は各種製造業界（レストラン、学校給食等）ではすでに普遍化していたが、医療・介護施設分野にも波及し、28年が経過した。現在、国内では数多くの施設が存在している。

海外でも同様であり、米国ではカミサリー（COMMISSARY）、ヨーロッパではCPU（Central Production Unit）と呼ばれており、一般化している。

CKとは、患者・入所者・利用者に提供する食事を一元化・集中生産し、食材購入と調理のスケールメリットを追求、コスト効率化を図ることが主要目的とされ、調理システムは原則としてクックチルまたはクックフリーズに限定されている。

経営母体は、多くはメディカル・サービス（MS）法人である。同法人は「医療機関以外で医療に関連するサービスを提供する法人」を指す。今後も給食業務の収益改善と人手不足を解消する方策としてCKは拡大傾向にあるが、単純にCK化＝効率化とはならないケースも散見され、事前の十分なコスト試算が不可欠である。

2 CK建設のフロー

効率的で有効なCKを目指すには、事業計画が重要となる。CK建設には多額の投資を要し、採算性を検討することが必要不可欠である。CK建設の動機は収益改善と少人化であり、費用対効果が問われる。

3 事業計画書

事業計画はCK設立の基本となるものであり、当計画書があいまいであると事業として成立しないことも想定されるため、綿密な経営計画は必須である。

図表1 ▶ CK建設のフロー

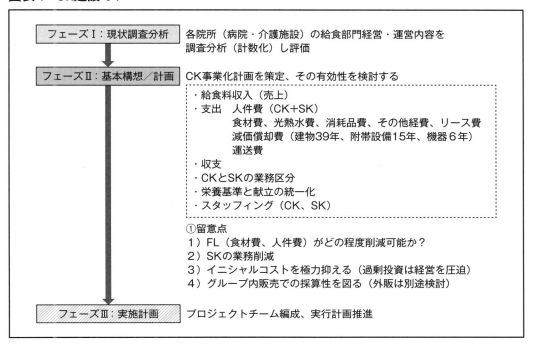

（1）事業計画の課題
①収入（売上）が統制されている
　病院：670円/食×3食/日＝2,010円、介護施設：1,445円/日

②支出上昇懸念
・人手不足に伴う人件費の上昇
・食材費の高値安定
・CK建設コストの上昇　坪単価170～200万円（～2022年度：約80万円）
・食事配送コストの上昇
・水光熱費の上昇

（2）収支改善の要点
・イニシャルコストの軽減化（建物のコンパクト化と厨房機器）
・パートタイマー中心のオペレーションシステム
・安価な食材購入（献立再編と購入法）

（3）生産性の定義
　食事生産の3条件は、品質（Quality）、納期（Delivery）、原価（Cost）であり、CKは

図表 2 ▶ 事業計画書

策定内容

When	事業開始までのスケジュール	
Where	生産拠点および販売方法	CK 予定候補地
		販売チャネル
Who	事業主	
What	販売商品	
Why	動機	目的
		理由
		原因
		背景
		指針
		目標
How	方法	製造方法
		人員計画とオペレーション計画
with Whom	販売対象および事業実施に向けての課題と解決菜	販売対象
		外部環境
		外部環境
How much	費用	販売別売上計画
		販売費および一般管理費
		予想損益
		予想資金収支
		借入金、支払利益
		減価償却
		建築費（建築、附帯設備）
		厨房機器
		コンピューターシステム
		その他
How many	生産食数	

生産性の概念を導入する必要がある。

産出効果（Output）…食事料収入（売上）
投入資源（Input）…人件費、食材費、光熱水費、消耗品費、その他経費
リース費、減価償却費

セントラルキッチン（院外調理施設）の産出効果である食事料収入（売上）には一定の限界がある。生産性を高めるためには、投入資源を下げることが肝要である。

（4）損益分岐点

　CK事業は、一定の収益改善を図ることが大きな目標のひとつであり、どのくらい売上をあげれば売上と費用が一致する「損益分岐点」になるかを知る必要がある。
　経費は、固定費と変動費に区分される。

①固定費
　人件費、減価償却費、リース費、管理費
②変動費
　食材費、光熱水費、消耗品費

※人件費について職員分は固定費、パート分は変動費とし、水光熱費も基本料金は固定費、使用分は変動費に分ける比率配分方式もある。

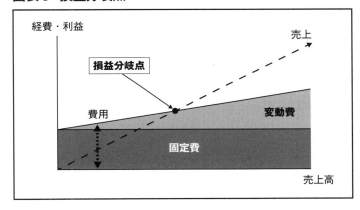

図表3▶損益分岐点

　変動費は生産食数（売上額）によって変動する。したがって、MAXの売り上げが明らかな場合、まず固定費を算出し、そのうえで変動費を積算することにより、利益が算出できる。

売上高−固定費＝変動費

　損益分岐点は変動費と固定費の合計が売上と一致する金額であり、収益悪化の場合は、変動費である食材費や固定費の柱となる人件費等、両方の削減を行い、赤字解消を目指

すこととなる。多くのCK施設では、近年、変動費の上昇と人手不足に起因する人件費の上昇により、経営を圧迫している事態が見受けられる。

（5）損益管理

①売上

給食事業、その他売上高

②売上原価／生産原価

食材費、労務費／給与手当、賞与、法定福利費、福利厚生費、退職金

製造経費／消耗品費、消耗器具備品費、地代家賃、保険料、修繕費

旅費交通費、通信費、光熱水費、諸会費、車両費、租税公課、研究研修費、新聞図書費、リース費、支払手数料、その他経費、減価償却費

> 1）－2）＝売上総利益

③販売費および一般管理費

管理部門費用、前述とほぼ共通（製造経費含まず）

> 売上総利益－3）＝営業損益

④営業外収益

受取配当金、利息、雑収入

⑤営業外費用

支払利息

> 営業損益＋4）－5）＝経常損益

⑥特別利益、特別損失

> （経常損益＋特別利益）－特別損失＝税引前当期純損益

⑦法人税、住民税

> 税引前当期純損益－7）＝当期純損益

（6）事業投資の考え方

CK建設には多額な初期投資（土地、建物、厨房機器、給食経営・管理コンピューター、配送車等）が必要となる。その投資は長期にわたり減価償却費等が発生する。

したがって、投資の目的である、効率化試算（食材費一元化安価購入＋マンパワー削減）を明確にした上で検討すべきである。

> 現行の各施設の給食経営コスト － CKおよび各施設の経営コスト（初期投資含む） ＝ ？

効率化を図るためには、栄養基準の統一化、献立構成の再編等を基本とし、これまでの運営概念にとらわれない作業体系を構築しなければならない。

CK稼働後10〜15年程度で施設機器更新等の二次投資も想定しておく必要があり、長期の経営計画も重要となる。

　近年、建築コストの上昇が続き、坪単価170〜200万円が一般化している。建築資材価格の動きは一服しているが、建築作業コスト（人手不足）は上昇傾向にある。

　今後は新築のみならず、居抜きの建物（オフィスや店舗などで、前の使用者が退去した後も設備や内装造作物が残っている物件）をリニューアルすることも選択肢とすることが有益である。

（7）事業体パターン

　医療や介護施設法人グループはMS法人により病院運営にかかる事業を法人化、一部ではすでにセントラルキッチン運営を行っており、今後はさらに増加することが予想される。その動機としては、運営コスト上昇と人手不足が背景にあり、給食委託から直営化へ転換するケースも散見される。

　しかし、多くの私的法人はCK化するほどの規模感もなく、単体で施設内調理を余儀なくされている。その結果、コスト増による収益悪化を招いている。

　今後の対策として、地域社会のコミュニティ協業での食材購入やセントラルキッチンの建設を検討すべき段階に来ていると考える。その構想を示す（食のステーション）。

図表8▶食のステーション

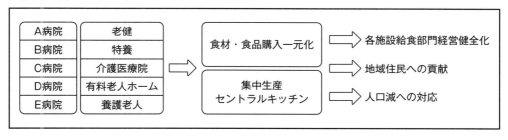

　現在、地域においては医療・介護・介護予防・住まい・生活支援等を包括的に行う「地域包括ケアシステム」が推進されているが、食の分野においても「食のステーション」があれば地域全体で在宅高齢者の食支援に取り組むことが可能になり、複合的な機能を整備することは意義がある。

4　CKとSK機能分類とフロー

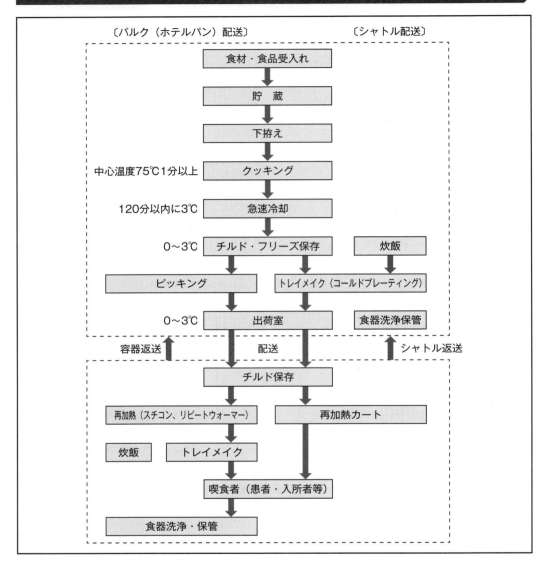

図表5▶食事配送ツール

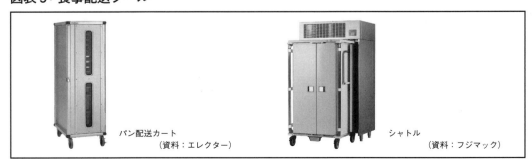

5　CK建築面積事例

施設名	目標生産食数（食/日）	サテライト数（現在値）	システム	厨房面積（m²）	厨房外面積（m²）	合計（m²）	1食当たり面積（m²）
○○セントラルキッチン	5,000	7	バルク＆カート配送	952	515	1,467	0.3
○○セントラルキッチン	5,000	21	バルク	1,056	385	1,441	0.3
○○セントラルキッチン	5,000	13	バルク	972	224	1,196	0.2
○○セントラルキッチン	8,500	32	バルク	1,100	388	1,488	0.2
○○セントラルキッチン	3,000	14	バルク	843	220	1,063	0.4
○○セントラルキッチン	20,000	34	バルク＆カート配送	1,609	601	2,210	0.1
○○セントラルキッチン	3,500	10	バルク＆カート配送	560	300	860	0.2
合計	50,000	131	―	7,092	2,633	9,725	0.2

（出典：株式会社ミールシステム コンサル実績値）

6　4,500食/日 施設プラン（バルク方式）

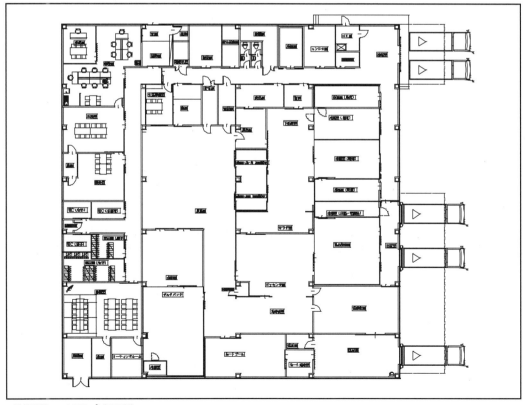

・建築面積　　1,558m²（472坪）

第 **4** 部 給食システム ソリューション

第 **10** 章 AIとロボットシステム

1 AI

　AI（Artificial Intelligence）という言葉は、1956年に米国の計算機学研究者ジョン・マッカーシーが初めて使った言葉と言われている。一般的には「人が実現するさまざまな知覚や知能を人工的に再現させるもの」と理解され、決まった定義はないようであるが、人間の言葉の理解や認識、推論等の知的行動をコンピュータに行わせる技術を指す。

　給食分野においてもAIの導入がはじまっており、参考事例を示す。

①AIによる献立開発事例

　施設：5,000食規模CK
　目的：栄養管理業務の効率化（人が行うべき仕事への専念）
　　　　生産性向上を図る献立計画

導入効果
○献立作成時間　｜導入前｜ 7 名×170h/月＝1,190/月
　　　　　　　　｜導入後｜ 40％削減　→　714h/月
○人件費削減額　　　　　　　720万円/月

2 ロボットシステム

　ロボットシステムとは「ロボットを使用して人間の目的に合う機能を構築すること」であり、生産工程の自動化における要として、すでに多くの産業界で導入されている。大別すると「産業用ロボット」「サービスロボット」に 2 分類される。

　給食分野においては一部の食事配送（厨房〜病棟）に使用されているが、わずかである。導入にあたり障害となるのは、多品種少量生産を基本とする人海戦術作業にある。ロボットが得意とするのは単一的作業であり、厨房における対象分野は現段階では「食器洗浄とトレイメイクエリアおよび食事配送」と考えられる。

図表1 ▶ 献立開発

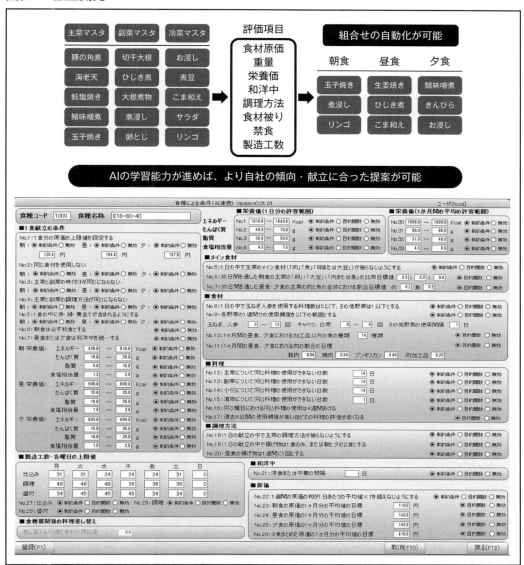

出典：株式会社日本給食業経営総合研究所

第10章 AIとロボットシステム

①食器洗浄／自立移動配送ワゴン

図表2 ▶

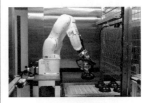
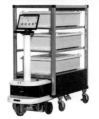

（資料提供：フジマック）

- 自動化の対象作業：食器洗浄機への投入と回収
- 対象物：各種食器とトレイ、ホテルパン
- ロボット導入によるコスト比較

年間人件費／名	ロボット導入／台
・パート自給：1,040円 ・平均稼働時間：7H／日 ・平均稼働日数：365日／年 ・作業者削減人数1名あたり	・イニシャルコスト：9,800,000円 ・一般償却期間：7年 ・リースプラン（7年、84回） 　（9,800,000×116.8％）÷7年
2,657,200円／年	1,635,200円

- スタッフ1名減の試算であるが、コスト削減に有効（△1,022千円／年）
- 投入側、回収側2名削減（△2,044千円／年）
- 人VSロボットは、ロボットが明らかに有効（詳細については精査する必要あり）

なお、導入にあたっては複雑多様な食器種類を整理することも前提となる。

②トレイメイクロボット

　国内では一部のセントラルキッチンで導入されているが、多くは人手に頼っている。トレイメイクはキッチンオペレーションのなかでもっとも多くのマンパワーを必要としており、人とロボットの協働作業により少人化を図ることが期待される。

　具体的には、あらかじめ食器に主食・主菜・副菜を盛り付けた後、コンベアラインの脇にセットしておく。設置された各カメラで食札を読み取り、対応する皿をロボットアームがつかみ、トレイにのせる作業となる。

　ここでも各料理と食器を整理しておくことが大前提となり、現状の多品種多様な形態が導入の障壁となる。しかし、極度の人手不足を解消するためには、同作業のロボット化は必須のテーマである。もちろん、費用対効果がセットであることを付け加えておきたい。

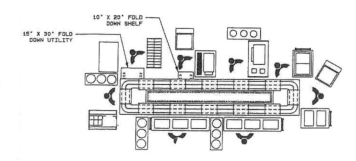

第4部
給食システム
ソリューション

第11章
BCPシステム

　BCP（Business Continuity Planning）とは事業継続計画のことであり、災害などの緊急事態が発生したときに、企業が損害を最小限に抑え、事業の継続や復旧を迅速に行うための行動計画である。

※参考資料：『東日本大震災に学ぶ病院における食の提供BCP』最適厨房研究会

1　病院・介護施設を取り巻く危害要因

・自然災害（地震、津波、台風、落雷、ゲリラ豪雨等）
・事故（火災、爆発、停電、操作ミス）
・食中毒、疫病（コロナ、新型インフルエンザ、伝染病）
・経営環境の変化（経営悪化、為替リスク、株式市場）
・情報セキュリティ（ウイルス、スキミング、サイバーテロ、情報漏洩など）
・その他（テロ、風評被害）

2　施設全体のBPCと給食の災害対応のバランス

　厨房のBCPは、施設全体のBCPとのバランスが大切である。「施設におけるBCPを考えた厨房づくり」という視点で給食機能をとらえた場合、厨房が設置されている建築物がどの程度の耐震性能を有するかによって、対策内容は異なってくる。

　また、インフラのバックアップ機能や食料の備蓄量などもあわせて理解することが必要である。つまり、給食部門のみが高いBCPを設定しても、施設全体のBCPが低いレベルであれば、優れたBCP厨房の性能は発揮されない可能性がある。

第11章　BCPシステム　　171

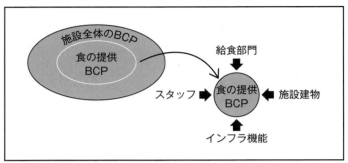

図表1▶施設全体のBCPと厨房の災害対策のバランス

（出典：最適厨房研究会『東日本大震災に学ぶ病院における食の提供BCP』）

3　食事提供のためのBCPの考え方

　実際には、食材、インフラ、厨房機器、人、配膳手段（ELV）まで考慮して、はじめて災害時に食事を提供することが可能となる。

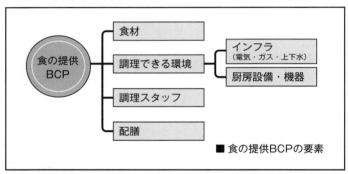

図表2▶食のBCPの構築

（出典：最適厨房研究会『東日本大震災に学ぶ病院における食の提供BCP』）

4　備蓄の基本

　災害拠点病院は指定要件として「通常時の6割程度の発電容量のある自家発電等を保有し、3日分程度の備蓄燃料を確保しておくこと」とあり、食料や飲料水も3日程度の備蓄が必要とされる。これはあくまで患者対象であり、外来者や職員分を加味する必要がある。

（1）備蓄品の種類

　飲料水、食料品（長期保存のフリーズドライ食品＆ランニングストック型の缶詰、レ

トルト等）、使い捨て食器・容器、衛生消耗品、カセットコンロ

（2）ストック場所
　一般的には厨房隣接や建物倉庫内に一括収納されているが、リスク回避のためには分散化が適切である。

5　備蓄品スペース

●前提条件：
備蓄品2～3日分、飲料水1床1日あたり2ℓ

図表3▶備蓄品ストックのための参考レイアウト

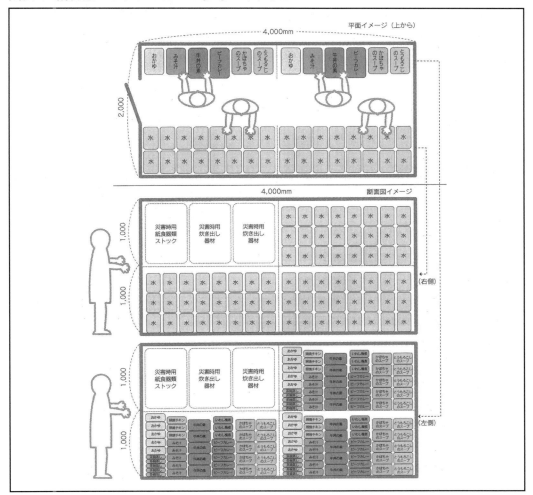

（出典：一般社団法人エレクトロヒートセンター『病院給食施設の設計マニュアル』2011.10）

●要点
・料理名、対象食種、賞味期限がわかりやすいように表示する
・非常時メニュー表と表示をリンクさせる
・ストック食料による保存温度を考慮する
・食材以外の使い捨て容器、炊き出し機材等の収納スペースが必要である
・マニュアル化しておく（栄養部門以外のスタッフと共有）

●**クックチル品活用**
　クックチルシステム導入施設は、常時チルド庫に2〜3日分が調理された状態で保管されており、非常時は有効に活用できる（非常電源が必要）。東日本大震災時も複数の病院で証明された。

6　厨房減災の要件

・整理整頓と避難通路の確保
・転倒防止対策（厨房機器・家具等の床または壁への固定）
・エネルギーの多重化（電気、ガス等）
・非常電源の拡充化（冷蔵庫系、スチームコンベクションオーブン、炊飯器……）
・井水の確保

7　マンパワー

　災害発生時が日中、夜間、それぞれの時間帯だった場合の検討を行う必要がある。勤務時間内であればスタッフが厨房におり、さまざまな対応が可能となるが、勤務時間外（スタッフが帰宅している場合）の対応マニュアルを整備しておくことが重要である。

8　情報管理と地域と地域外連携

①情報システムのバックアップ
②地域との連携（地元の業者や人々）
③地域外連携

第5部

キッチン
ファシリティ計画と
厨房設備機器

第1章
キッチンファシリティ計画

第2章
各セクション主要設備機器／ **ニュークックチルシステム**

第3章
キッチン内装と設備仕様

第4章
省エネルギーと環境対策

窪田　伸

株式会社ミールシステム 取締役会長

第5部	
キッチン	
ファシリティ計画	
と厨房設備機器	

第1章 キッチンファシリティ計画

1 定義

　キッチンファシリティ・厨房設備機器は、給食経営における主体なテーマ・目的ではない。あくまで作業場・ツールであり、サブ的要素と言える。しかし、食事提供や効率性・経済性等と密接な相関関係にあり、給食システムを構成する上で重要な要素である。

　一般社団法人日本厨房工業会では「建築構造物または移動構築物（車輌・船舶・航空機）の区画内において各種調理機器を用いて調理作業を行い、また食品の厨房設備および配膳設備、食器洗浄、保管設備、残滓処理設備を用い、飲食物を衛生的かつ機能的に提供するための作業区間」と定義している。

　これまでの給食施設は、食材・食品調達→保管→下処理→調理→盛り付け配膳→食事提供→食器洗浄のフル機能型が一般的であった。しかし、近年は人手不足対策やオペレーションコスト削減を目的とした、下処理済みプリカット野菜や完調品の導入が増加している。機能の見直しが進むとともに、クックサーブ（調理即サービス）からクックチル／ニュークックチルシステムに変換する施設が増加し、その姿は変化している。

2 計画アプローチ

　厨房計画にあたり重要なことは、「今何が問題で、どういう状態か？　それをどう変えていくか？」が基本となる。アプローチの第一歩は、現状の運営マネジメント全般の問題点（数値化）を調査分析・評価することからはじめ、その上で目標設定・戦略・戦術を策定し、具体的な厨房計画に入るべきである（4-3給食システム構築の方法参照）。

3 給食システム分類

　給食システムを大別すると、施設内生産・ハイブリット（組み合わせ）・外部生産に分類される。各々、特長・メリット・デメリット・留意点があり、施設の機能や実態に合わせ、検討・選択することになる。ただし、選択の要点は経済性・効率性を基本に食

図表1

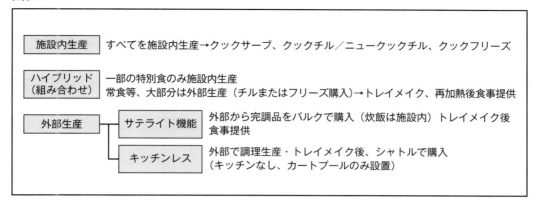

品衛生・喫食者満足性を加味することを忘れてはならない。

　キッチンファシリティは、選択するシステムにより、スペースに大きな影響を与える。施設内生産を100％にすると、ハイブリッド・外部生産（サテライト機能）は約70～80％、キッチンレスは約30％程度となる。

　現在、キッチン設営時の建設コストは、建築資材の高騰や人手不足に伴う人件費の上昇で、坪単価170～200万円（推定）と考えると、省スペース化も大きな要素となる。

4　キッチンファシリティ面積

　厨房面積は本来、施設の機能・特性を背景として、給食提供数やメニューや供食形態・サービス方法等を勘案し、給食システム（先述）を策定することにより、試算する。

（1）病院分類
　特定機能・地域医療支援・一般・精神病院

（2）介護施設分類
　介護付き有料老人ホーム・住宅型有料老人ホーム・サービス付き高齢者向け住宅・グループホーム・ケアハウス・特別養護老人ホーム・介護老人保健施設・介護医療院

　統計的・経験的数値では、病院／1.3～1.4㎡、1.75～2.35㎡（『厨房設備工学入門 第4版』厨房設計／厨房工学委員会監修）であるが、当社のこれまでのコンサル案件の実績値を紹介する。

　500床以上の面積標準値は1.4㎡（1床当たり）、セントラルキッチンは0.2㎡（1食当たり）である。

図表2 ▶ 500床以上／病院（施設内生産／オフィス、休憩室、トイレ等含む）

施設名	病床数（床）	食数／日（食）	システム	厨房面積（㎡）	厨房外面積（㎡）	合計（㎡）	1食当たり面積（㎡）
○○大学医学部附属病院	1,153	2,100	ニュークックチル	1,441	188	1,629	1.4
○○医科大学病院	1,132	2,050	ニュークックチル	1,324	395	1,719	4.5
○○医科大学病院	900	2,160	ニュークックチル	773	210	983	1.1
○○総合病院	989	2,510	ニュークックチル	877	116	993	1.0
○○県立総合医療センター	1,082	1,950	ニュークックチル	1,200	153	1,353	1.3
○○大学病院	1,098	2,490	ニュークックチル	917	236	1,153	1.1
○○市立病院	521	1,215	ニュークックチル	590	187	777	1.5
○○総合病院	800	1,512	ニュークックチル	1,217	140	1,357	1.7
合計	7,675	15,987	－	8,339	1,625	9,964	1.3

図表3 ▶ 500床以下／病院（施設内生産／オフィス、休憩室、トイレ等含む）

施設名	病床数（床）	食数／日（食）	システム	厨房面積（㎡）	厨房外面積（㎡）	合計（㎡）	1食当たり面積（㎡）
○○病院内CK	141	1,049	ニュークックチル	331	142	473	3.4
○○病院	402	1,269	ニュークックチル	278	17	295	0.7
○○記念病院内CK	309	1,143	ニュークックチル	422	148	570	1.8
○○病院 ※デイケアあり	300	1,093	ニュークックチル	208	18	226	0.8
○○市立病院	314	660	ニュークックチル	390	40	430	1.4
○○赤十字病院	344	722	ニュークックチル	382	63	445	1.3
○○市立病院 ※老健含む	323	949	ニュークックチル	390	90	480	1.5
合計	2,133	6,885	－	2,401	518	2,919	1.4

重ねて述べるが、省スペースはイニシャルとエネルギーコスト（空調等）の削減に有効であり、いかに無理・無駄のないコンパクト化が図れるかが重要である。

5　キッチンファシリティのロケーション・形とフロー

キッチンのロケーション（位置・場所）は、都市型は地下階、郊外型は1Fが一般的（稀に上階）であるが、場所としては1Fが食材の搬入や残菜の搬出を考慮すると最適である。地下階であっても、トラックヤード等が設置されていれば、おおむね問題はない。

①キッチンの形とフロー

キッチンは食品製造工場であり、食材仕入－加工－製品出荷のフローがあり、ワンウェイ動線が最適である。Uターン導線はスペースの無駄とコンタミネーション（交差汚染）の懸念があり、不適である。なかには食材搬入口と配膳・下膳口が隣接する場合があるが、この配置は最悪と言える。

形も重要である。長方形（7：3 or 6：4比率）が好ましく、L型は不適である。

形とフローは作業の効率性と食品衛生上、重要な要素である。

図表4

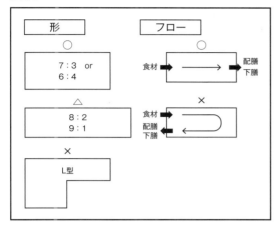

6　レイアウトプラン

これまでの多くは、建築設計事務所や建築会社が全体施設の一部として、運営理念や方針等を未確認の上、ただスペースを設定し、厨房会社にレイアウトプランを依頼していた。その後クライアントである病院・介護施設の栄養部門長に提出され、協議し確定するのが一般的構図である。ここに多くの問題が内在している。

（1）設計フロー

図表5

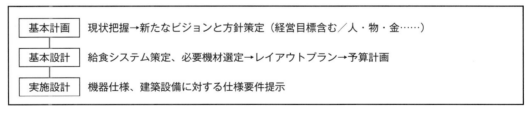

短期間でつくる厨房レイアウト図は、理念・方針や経営目標が存在しないなか、クックサーブまたはクックチル／ニュークックチルの方向性のみで機器レイアウトを厨房会社が行うケースが一般的であり、オペレーションが裏付けされていない。その結果、不都合な施設が発生することとなる。

（2）厨房設計手順と内容／施設内生産（ニュークックチル）

図表6

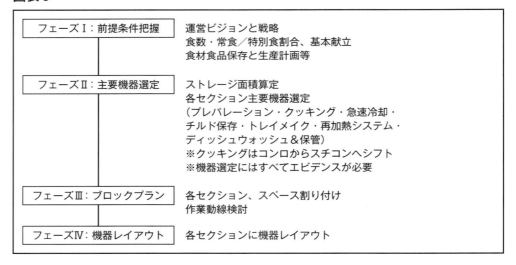

（3）レイアウトプラン例／ニュークックチル

図表7▶900床病院（983㎡）

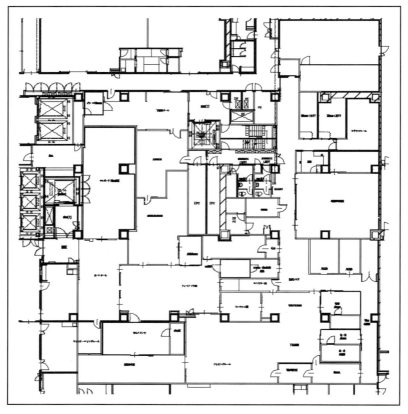

図表8 ▶ 90床病院（140㎡）

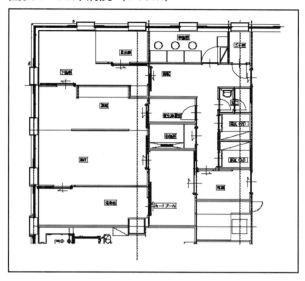

図表9 ▶ 4500食/日セントラルキッチン（1441㎡／バルク方式）

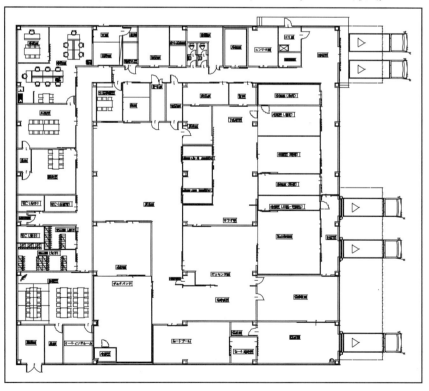

第1章　キッチンファシリティ計画　181

第2章 各セクション主要設備機器／ニュークックチルシステム

第5部 キッチンファシリティ計画と厨房設備機器

1 ストレージ（食材・食品貯蔵）

食材・食品検品後、それぞれの特性に合わせ保管する。

図表1

食品庫	室温25℃	穀物加工品（小麦粉・砂糖・塩・調味料・米・パン等）
野菜冷蔵庫	0〜10℃	各種野菜・果実・牛乳・ヨーグルト
野菜冷凍庫	-20℃	冷凍野菜類
魚肉冷蔵庫	0〜10℃	魚肉類・卵類

○上記スペース算出式
収納場所を特定し→食料構成1日当たり使用量×食数×保存日数＝重量を算出→容積に換算→シェルフ棚面積算定

●プレハヴ式冷蔵庫・冷凍庫

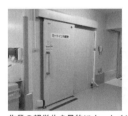

作業の軽労化を目的にカートイン方式が適切

●シェルフ仕様

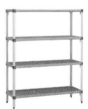

錆・腐食の心配がないプラスチック棚
棚板は取り外し可能で洗浄機で洗浄可能
NSF規格に準拠
（資料提供；エレクター）

●ノンフロン仕様冷凍冷蔵庫

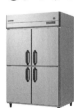

グリーン冷媒（R1234yf）を導入した冷凍冷蔵庫
「環境に配慮・微熱性で安全・管理が楽」
（資料提供：フクシマガリレイ）

2　プレパレーション（下拵え）

　魚肉はポーションカットでの仕入れが一般化しており、野菜類も多くの施設ではプリカット状態で仕入することが多い。野菜等の皮をむくピーラーや野菜切機の需要が減少し、フードスライサーやカッターミキサーが必要な機材として導入されている。

●カット野菜の経済性検討式

　丸物野菜＋人件費＋水道使用料　対　カット野菜購入価　となるが、今後の傾向としては後者が増加すると推定される。

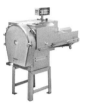

フードスライサー　　　ブレンダー
（資料提供：フジマック）

3　クッキング

　これまでは、ガスコンロに多くの鍋をかけ、熟練者依存による作業が一般的であった。近年は調理の主役は、スチームコンベクションオーブンに置き換わってきた（調理対象80％）。同機は焼く・蒸す・蒸しながら焼く等の万能機能を有し、芯温コントロール・温度調整・自動調理機能を有し、マニュアル化が容易である。ホテルパン容器を使用するクックチル方式では主力機器となる。卓上型から大型カートイン方式まで多くの機種がある。

　さらに補完するものとして「アイバリオプロ」がある。これは「茹でる」「炒める」「焼く」「煮る」「揚げる」を基本とし、圧力調理・真空調理を１台でこなす、画期的な加熱調理機として注目される。

●スチームコンベクションオーブン　　●アイバリオプロ

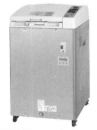 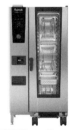 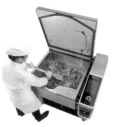 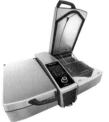

（資料提供：AIHO）　（資料提供：フジマック）　（資料：フジマック）　（資料：フジマック）

　これまでの鍋や釜での調理から、チームコンベクションオーブン、アイバリオプロへの移行は急速に進むであろう。

● 機器選定のポイント

・自動化／プログラム化 　・高速化 　・汎用性／多機能性
・高品質な調理性 　・清掃の容易性 　・省エネ性 　・価格

4　急速冷却

クックチル・ニュークックチルシステムは冷却が要点となる。加熱調理終了後30分以内に冷却を開始し、さらに90分以内に芯温3℃にしなければならない。

冷却方法としては冷気で行う「ブラストチラー」と、冷水による「ウォーターチラー」に分類される。

● ブラストチラー／ショックフリーザー

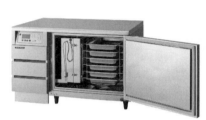 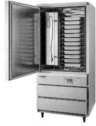 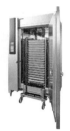

アンダーカウンター型
※必要台数はスチコンの2倍以上準備する

スタンド型　　カートイン仕様

（資料：フクシマガリレイ）

● ウォーターチラー　　　● 卓上型真空包装機／ホトパック機能搭載

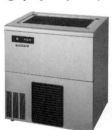 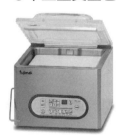

ブラストチラーとあわせ、冷水でパック済みの食品を急速に冷却する。
（資料：フクシマガリレイ）

（資料：フジマック）

● 自然冷媒製氷機

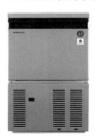

（資料提供：ホシザキ）

5　チルド／フリーズバンク

冷却された食品を一定期間保存する。保存温度はチルド（0〜3℃）、フリーズ（-18℃以下）である。保存期間はチルド（ブラスト）が生産日・提供日を含め5日間とされる。フリーズにおいては8週間程度とされる[1]。こうしたガイドラインは、米国やオーストラリア、ヨーロッパ諸国には存在するが、日本にはない。

●収納スペース算定

生産日・食事提供日に基づき何回分の食を収納するかを算出（ホテルパン数量）、あわせて収納法を検討する。ラックシェルフまたはモービルカート（スチコンブラスト併用）となる。

チルドバンクの温度管理は極めて重要であり、設計段階においてフェイルセーフ概念のもと、室外機・室内機を複数設置・同時運転方式が望ましい。

6　トレイメイク（コールドプレーティング）

チルドバンクから取り出した製品の温度上昇を制御するため、盛り付け作業の迅速化と製品の温度（0〜3℃）保持機能を有する素材を具備する。

●トレイメイクアップコンベアー

オーバーヘッドローラーコンベア（〜100床）

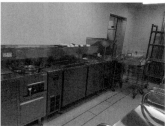

目標盛り付け時間：15秒/トレイ

ローラーコンベア（100〜300床）

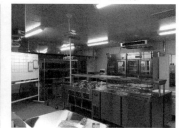

目標盛り付け時間：12秒/トレイ

電動コンベア（300床〜）

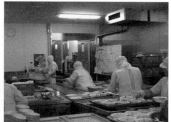

目標盛り付け時間：10秒/トレイ

●標準ライン機器

- トレイスターター：トレイおよび食札等セット
- トレイメイクアップコンベアー
- コールドフードカート：ホテルパン収納
- コールドスープカート＆フレッシュ収納カート
- ライスカート　・食器収納カート
- デイリー品収納カート：日配品（牛乳・ヨーグルト等）

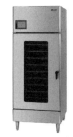

（資料提供：AIHO）

●オーバーヘッドローラーコンベアトレイラインレイアウト（例）

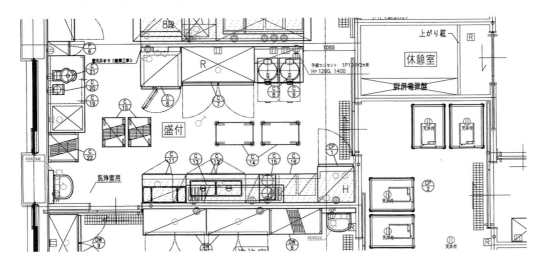

●ローラーコンベアトレイラインレイアウト（例）

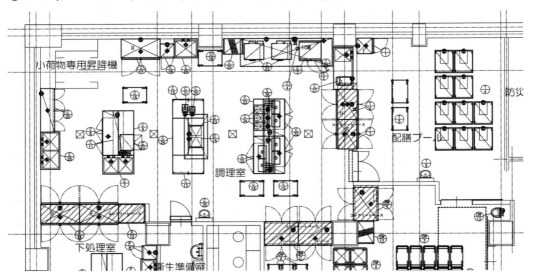

●電動コンベアトレイラインレイアウト（例）

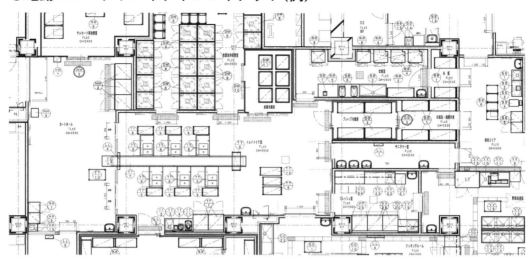

7　再加熱システム＆カート

　分類すると、小規模介護施設向けのリヒートウォーマーと、一定規模以上施設向けの再加熱システムに大別される。再加熱方式にはさまざまなシステムがある。

●システム分類

図表2 ▶ システム分類

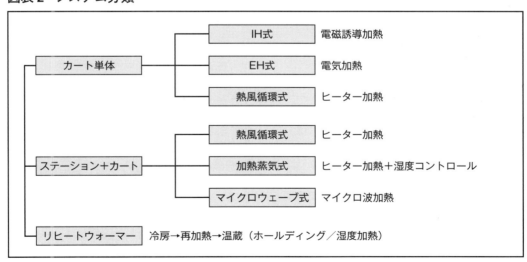

●選定要件

・再加熱性・操作性
・再加熱時間　・トレイ＆食器
・価格
・設置スペース
・電気消費量

※ご飯の再現性が問題となるケースが多い。カートで再加熱か後付けするか、留意すべきである。

●システム比較

現在、国内では十数社が販売している。機能仕様等を次に比較する。

図表6

システム\項目	カート方式 IH	カート方式 EH	カート方式 熱風循環	ステーション・カート方式 熱風循環	ステーション・カート方式 加熱蒸気	ステーション・カート方式 マイクロウェーブ
再加熱性						
再加熱時間	◎	◎	○	○	○	◎
価格	○	○	○	○	○	×
設置スペース	◎	◎	×	○	○	○
電気消費量	◎	◎	○	○	○	○
操作性	◎	◎	×	○	○	○
トレイ＆食器	×	×	×	○	○	○

3段階評価：◎良い　○普通　×悪い

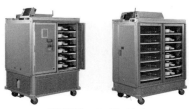
（資料提供：エージーピー）

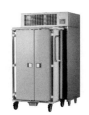
（資料提供：フジマック）

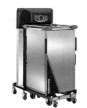
（資料提供：エレクター）

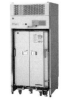
（資料提供：ホシザキ）

8　ディッシュウォッシュ

　食器洗浄部門は、全作業のなかで高温多湿環境・重労働等、過酷な仕事であり改善が求められる。したがって、軽労化と湿熱環境を配慮した機器選定とシステム化が重要である。あわせて、科学的洗浄概念のもと、洗浄性能性も同時に忘れてはならない。

●洗浄フロー

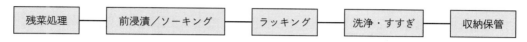

残菜処理 → 前浸漬／ソーキング → ラッキング → 洗浄・すすぎ → 収納保管

●洗浄機の機能／5つの要素

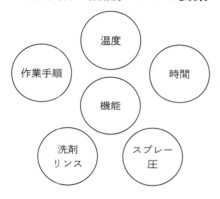

温度／時間／機能／洗剤リンス／スプレー圧／作業手順

●洗浄機分類

・ドアタイプ（100床未満施設）
　洗浄能力：40〜60ラック/H
・ラックコンベアタイプ（100〜200床）
・フライトタイプ（200床以上）
※日本ではサーキュラータイプが主流で、かきあげ式食器洗浄機があるが、欧米では存在しない。食器消毒保管庫も日本特有のものである。

●洗浄機の選択要件

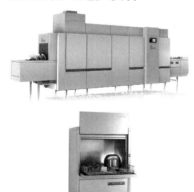

・洗浄性能
・省エネルギー（水・電気）
・仕上げすすぎ量の削減と機内空気熱と排気熱の再利用
・快適な作業環境
　本体の二重断熱構造による輻射熱抑制と静音化
・シンプルな操作性と清掃性

（資料提供：マイコ／フジマック）

●洗浄室の清濁区分化

　ラックコンベアやフライトタイプ洗浄機導入にあたっては、洗浄区分の明確化により交差汚染を防止する。

第2章　各セクション主要設備機器／ニュークックチルシステム

図表9 ▶ フライトタイプ例

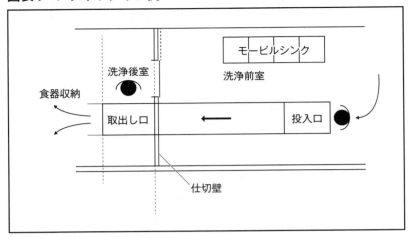

● 洗浄機の衛生規格（米国のNSF規格）

　ドアタイプ：洗浄温度65℃以上、仕上げすすぎ82〜91℃
　シングルタイプコンベア：洗浄温度71℃以上、仕上げすすぎ82〜91℃
　マルチタイプコンベア：洗浄温度66℃以上、循環すすぎ71℃以上、仕上げすすぎ82〜91℃

9　炊飯

● 炊飯フローと主要機器

無洗米のケース

水加減 → 炊飯 → 取り出し → 盛り付け → 自動盛付機
　　　　　↓多機能自動炊飯器

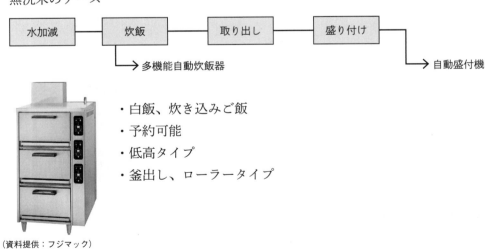

・白飯、炊き込みご飯
・予約可能
・低高タイプ
・釜出し、ローラータイプ

（資料提供：フジマック）

● ご飯の冷却

　クックチル・HACCPの冷却基準ではブラストチラー等で炊飯後120分以内に3℃までの冷却が適切であるが、ご飯が固くなる懸念が発生する。そのため、ブラストチラーで芯温10℃まで急速冷却後、チルド庫にて保冷する方式を導入している。

　筆者が担当するコンサル案件でも上記方式の衛生性について細菌テストを実施しているが、問題のないことを確認している。ただし、翌日提供を前提とする。

10　トータル温度管理システム

　HACCPに準じた衛生管理において、食品・料理品の芯温や冷蔵庫・冷凍庫等の庫内温度を自動的に記録し、PCにて一元管理するシステムを言う。

　芯温計測時に管理基準から逸脱した場合は、画面に赤字で表示される。各厨房機器の庫内温度が管理基準を逸脱した場合は、PC画面にエラー表示・発音がされる。夜間においては、事前に設定した担当者に連絡が入る仕組みとなっている。

（1）食品および料理品（調理完成品）の芯温管理

　管理基準：加熱時　　　芯温75℃以上

　　　　　急速冷却時　120分以内に芯温3℃以下

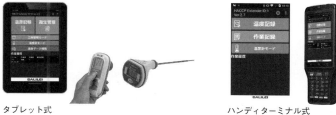

タブレット式　　　　　　　　　　　　　　ハンディターミナル式

（資料提供：フクシマガリレイ）

（2）各厨房機器（主に冷蔵庫・冷凍庫）の庫内温度管理

　管理基準：冷蔵庫　10℃以下

　　　　　冷凍庫　−20℃以下

図表10▶PCで一元管理するシステム

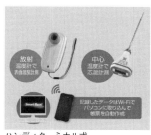
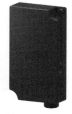
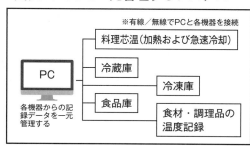

ハンディターミナル式　　　　　HOSHIZAKI connect Wi-Fi
（資料提供：フクシマガリレイ）　（資料提供：ホシザキ）

※フクシマガリレイ、ホシザキは対応済

11　電解次亜水生成装置

「大量調理施設衛生管理マニュアル」のⅡ重要管理事項1.原材料の受け入れ・下処理段階における管理」では「（5）野菜及び果物を加熱せずに供する場合には、別添2に従い、流水（食品製造用水として用いるもの。以下同じ。）で十分洗浄し、必要に応じて次亜塩素酸ナトリウム等で殺菌注2した後、流水で十分すすぎ洗いを行うこと」とされている。

近年、多くの施設では「電解次亜水生成装置」が導入されている。有効塩素濃度は40ppmから200ppmの設定が可能であり、タイプも簡易設置タイプの小型から、オールインワンタイプの大型まで揃っている。

・使用方法：食材の殺菌、調理器具の除菌、床の除菌→流水洗浄
・使用場所：厨房全般（特にプレパレーションエリア）
・能力：8ℓ/min～50ℓ/min（40ppm設定時）
・留意事項：次亜水の原料は塩と水であり、多用する場所においてはステンレス材や鋼板の錆に注意（sus304使用が適切）

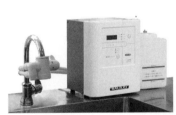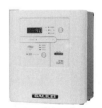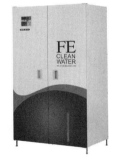

（資料提供：フクシマガリレイ）

12　食品検査室

一定規模の施設やセントラルキッチンにおいては、食品衛生の安全性を担保することは最重要課題であり、科学的検証が必要である。各工程における品質を科学的に検証・記録・その他記録を現場にフィードバックする仕組みが重要である。

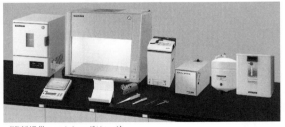

（資料提供：フクシマガリレイ）

- Bプラン（食品検査）スタンプ法、拭き取り法、食品の
  チェック
    - 低温インキュベーター
    - サイエンスオートクレープ
    - コロニーカウンター
    - パックミキサー
    - 食品サンプル処理用スタンド
    - 電子天秤、ホースレスバーナー、ニチペット
    - ステンレス製ピンセット、検査用ハサミ
    - 天秤用バックスタンド、冷蔵庫
- 食品検査室スペース（4〜6㎡）

●運用例

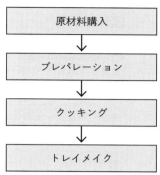

13　調理用品

　調理用品アイテムは料理道具、調理小物、清掃用品、消耗品、靴・白衣・衛生用品から食品・トレイまで数多く存在する。またはクックチルシステムにおいてはホテルパンを必要数具備する。

●選定の要件
- できるだけアイテム数を削減する
- HACCP基準に合致した商品を選定する
- 厨房設備との連携を図る（例：まな板寸法→調理台と包丁まな板殺菌庫）
- 作業性と洗浄性を考慮する
- エビデンスによる必要性を策定
- 耐久性

●食器選定要件
- 環境保護・省資源に対応したバイオマスメラミン
- 環境にやさしい素材、紙を使ったラミネウェア
- 洗浄性・乾燥性・作業性・収納効率を検討する
- 施設の特性（急性期、慢性期、介護施設）により選定する
- 必要以上に食器を増やさない

●必要用品（主）と概算金額（実勢価）

図表12
単位：千円

	100床病院	900床病院	1,000食／日CK	3,000食／日CK
給食システム	ニュークックチル			
什器・備品	1,500	13,000	4,200	22,000
食器	2,200	35,800	7,800	34,000
合計	3,700	48,800	12,000	56,000
備考	EHカート用	熱風再加熱用		

　ニュークックチルシステムの場合は、スチコン、ブラストチラー連動により、プレパレーション、クッキング、急速冷却、チルドバンク（CKの場合は出荷量およびSKへの配送分）等の一連のフロー上、大量のホテルパンが必要となる。主体となるのは1/1サイズ（外形寸法：530×325×65mm）であり、あわせて1/2サイズ（325×265×65mm）も使用する。

　留意すべきは保管時の積み重ねによる埋まり込み（密着状態）であり、容易に取り外すことができるものを選択すべきである。

○選定のポイント

　コーナー部分のデザインは変形や密着を防ぐほか、他への移し替えの注ぎ口としても使用できる。

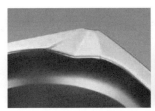
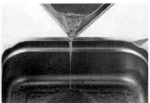

（資料提供：マック）

保管時の積み重ねによる埋まり込みのないもの

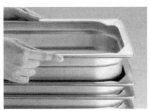

（資料提供：マック）

●高性能、便利な用品

（提供資料：マック）

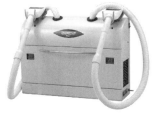
毛髪・塵埃除去機

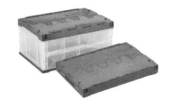
折りたたみコンテナ

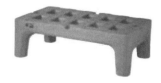
ダンネージラック

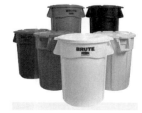
丸型コンテナ（37.9～208.2ℓ）

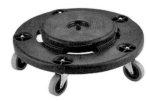
専用ドーリー

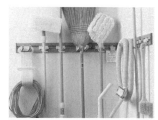
ツールホルダー

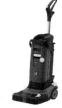
床洗浄機

バキュームクリーナー

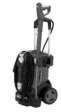
高圧洗浄機

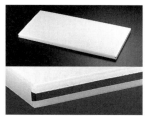
カラーまな板（青、緑、赤、黄、桃、茶、黒）

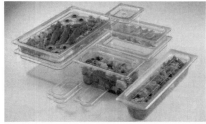
フードボックス

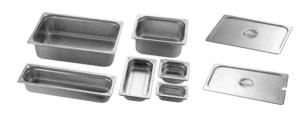
各種ホテルパン各種（クックチル65mm）

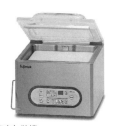
真空包装機
（資料提供：フジマック）

（提供資料：エレクター）

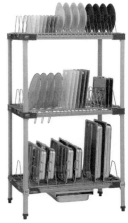
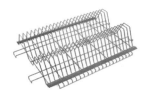
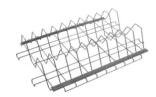
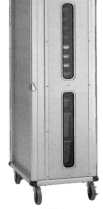

ホテルパン収納カート　　　　　　　　　　　　　　　ホテルパン配送カート

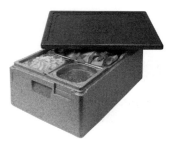
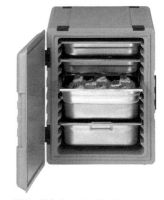
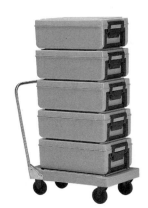

ケータリングボックス　　　　保温・保冷ボックス＋ドーリー

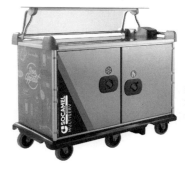

再加熱ワゴン（チルド冷蔵・
再加熱・盛り付けの一体化）
介護施設、ユニット等で使用

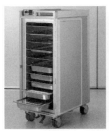
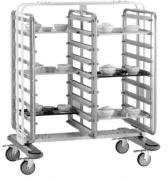

ホテルパン保温カート・保冷カート　　　　　　　下膳カート（ネスティングタイプ）
（提供資料：エージーピー）

196　第5部　キッチンファシリティ計画と厨房設備機器

14　ニュークックチルシステム対応食器

●基本要件

耐熱性、耐久性、加熱効率および無駄のないサイズ性（対ホテルパン）

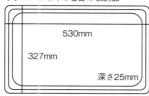
ホテルパン1/1の場合の収納数
530mm
327mm
深さ25mm

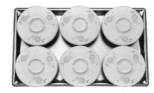
AS145丼 大：6個

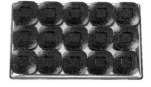
GS1 丸小鉢：15個

（提供資料：マック）

●食器バリエーション（例）

・国際化工

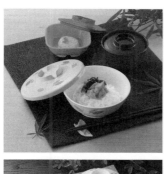
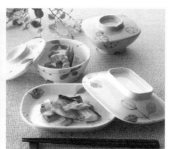
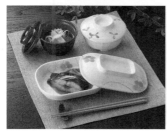
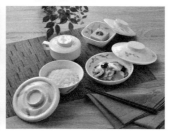

・三信化工

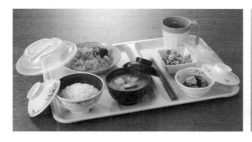
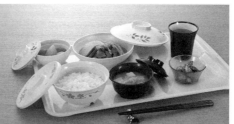

・信濃化学

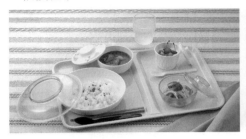
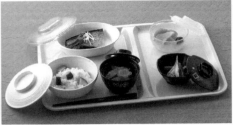

・スリーライン

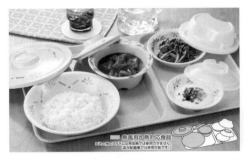
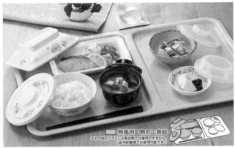

※各社とも熱風式再加熱、蒸気式・熱風式再加熱、マイクロ波再加熱等に対応可能な食器を揃えている。

・エージーピー

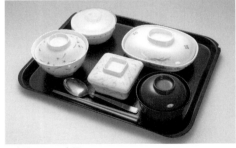
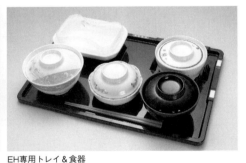

IH専用トレイ＆食器　　　　　　　　　　EH専用トレイ＆食器

（資料提供：マック／国際化工・三信化工・信濃化学・スリーライン、エージーピー）

参考文献

1) 英国のガイドライン：chilled and Frozen Guidlines on cook-chille and Cook-freeze Catering Systems

第5部 キッチンファシリティ計画と厨房設備機器

第3章 キッチン内装と設備仕様

1 内装

（1）床

図表1▶厨房出入口廊下のグレーチング

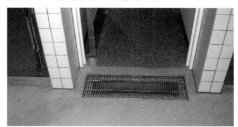

出典：最適厨房研究会（給食研究部会）

図表2▶排水桝

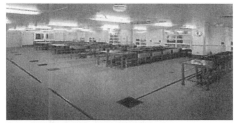

出典：最適厨房研究会（給食研究部会）

図表3▶床材

種類	総合評価
磁器	△
エポキシ樹脂系	○
防滑長尺塩ビシート	◎

　一般的にドライキッチンと言われ「床に水を流さない」と誤った解釈が見受けられるが、正しくは「キープドライ」であり、低湿度状態に保ち、菌の繁殖を抑制することにある。作業中はドライであるが、業務終了後は洗浄することになる。したがって、必要最小限の排水グレーチングは具備する必要がある。

　厨房の出入り口には小型のグレーチングを設置し、外部に汚水が流出しないよう配慮する。これまでのような過剰に長い側溝は、湿気の放出による高温多湿に直結するため設置しない。

　排水枡による残渣受機能も不可欠である。グリーストラップはバクテリアの繁殖や臭いの発生もあり、公衆衛生上のリスクを考えると施設外に設置する。

　床仕上げは「水洗いが容易にできる。吸水性なく耐久性があり、凹凸がなく、ノンスリップ」等の基本要件を満たさなければならない。床材は「磁器、エポキシ樹脂系、防滑長尺塩ビタイル」に分類されるが、作業性・歩行性や仕上性を考えると「長尺塩ビシート」が最良である。あわせて各作業区域（清潔・準清潔・汚染・一般）を明確に区別するため、床面を色分けする。

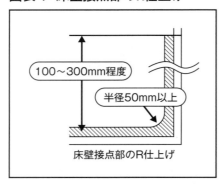

図表4 ▶ 床壁接点部のR仕上げ

（例）清潔エリア：ブルー系（ウォータークオール）
　　　準清潔エリア：ピンク系（ローザ）
　　　汚染エリア：アイボリー（ビスケット）
　　　一般エリア：グレー系（クラウド）

　床勾配は1/200程度とし、グレーチング附近のみ勾配をつけることが好ましい。床材の接点部のR仕上げは、ゴミ溜まりと清掃性の観点からも留意する。

2　設備仕様

（1）換気設備 （出所：株式会社HALTON）

　病院・介護給食における厨房は、他の業務用厨房に比べ3食を大量に生産し、365日休まず長時間稼働する空間である。

　業務用厨房における主な活動が調理プロセスである。そのなかで多様化された調理機器や調理手法を用い、食事が提供される。調理時に発生する熱や油脂、蒸気、ガスなどを適切に排出し温熱環境をコントロールするために、新鮮な空気を適切な温度を保って供給しなければならない。

　適切な換気と空調は、調理従事者が快適で健康的な環境を保つために必要であり、喫食者への食の安全を提供するための、衛生的で快適な環境を維持するためにも求められる。また、厨房で使用するエネルギーの約1/2は換気に費やしており、効率的省エネを図るには十分な検討が必要である。

●日本の厨房換気基準

　国内の厨房換気・空調に関する基準の代表的なものとして、建築基準法と大量調理施設衛生管理マニュアルがある。建築基準法28条第3項では、厨房で火を使用する設備及び器具を設けた場合に、換気扇等の有効換気量が定められている。

　この有効換気量は、厨房室内の酸素濃度を20.5％以上に保つために、ガス機器の燃料消費量にガスの種類ごとの理論排ガス量の40倍の換気量、または排気フード種類による定数を乗じたものが必要有効換気量とされる。

　ただし、この換気量は厨房室内酸素濃度を一定に保つ最低限の必要換気量が規定されたもので、厨房の環境を保つものではない。国土交通省の建築設備設計基準では、ガス厨房、電気厨房の器具容量からの換気量に加え、フード下端面での面風速や厨房全体の換気回数も算出し、最大の風量を厨房換気量としている。しかし、いずれも調理に応じ

た調理従事者のための厨房環境は想定してない。大量調理施設衛生管理マニュアルでは、厨房の温熱環境基準は相対湿度80%以下、温度25℃以下に保つことが望ましいとされている。

●海外の厨房換気基準

日本は残念ながら、厨房環境の基準は後進国である。欧米など海外では厨房環境に関する研究が多く行われており、とくにドイツとアメリカが厨房換気・空調の先進国である。両国で厨房室内の快適性、安全性、衛生性に関するガイドラインが設けられているので紹介する。いずれも空調があたえる影響や調理機器やフード形状を考慮し、適宜改定されているが、日本の基準は1990年以降改定されていない。

●VDI2052（ドイツ：ドイツ技術者協会）

ヨーロッパ最大の技術団体であるVDIは、厨房内の最低限あるべき作業・衛生環境の担保を目的としている。また、業務用厨房に特化し、労働衛生環境と食品衛生について記述したガイドラインは、世界でも類がないものである。人間工学的な衛生要項として、快適な温度と許容範囲を室温18℃から26℃、相対湿度30%から80%の範囲と規定している。換気風量の算出は厨房機器の熱熱量や機器の負荷率、機器のサイズから熱の上昇量に基づき算出する。また、厨房内の擾乱の影響による排気フードからの溢流や、水蒸気による溢流による結露も考慮している。厨房内の器具の配置や調理内容、オペレーションなどを考慮し必要換気量を算出する。

●ASHRAE HANDBOOK（アメリカ）

空調設計者が実務上参考とする内容を便覧化したものである。厨房環境の快適性、安全性、衛生性を担保するために、調理時に発生する熱、油脂、蒸気を効率的に捕集する基準となっている。発熱量により調理機器を低、中、高、超高負荷に分類し、フード形状も6つに分類して必要換気量を算出する。また、排気フードの捕集に影響する、空調の気流による擾乱も考慮している。1982年版のフードの面風速の基準が、国土交通省の建築設備設計基準のもととなっていると考えるが、現在は削除されている。

●厨房換気・空調の課題

日本における業務用厨房環境に必要な空調・換気の基準が古く、設計に必要な知識が広く知れ渡っていない。また、調理時に発生する熱・油脂・水蒸気・燃焼ガスなどを効率的に除去する換気と食品と調理従事者の衛生性、快適性、健康性を維持するための換気・空調には多くのエネルギーが必要となる。そこで、より快適で省エネ性の高い厨房を設計する必要がる。

（2）厨房換気システムの紹介

●換気天井システム

　換気天井システムは、調理から発生する暖められた廃熱や排気の熱の上昇による熱対流による置換換気の原理を利用したシステムである。給気と排気が一体となり、天井全体を覆い効率よく換気が行われる。従来の方式では、スポットクーラーなど吹き出される強い気流により、汚染された空気がさらに拡散されている。換気天井システムの給気は新鮮な空気が穏やかに供給され、不快な風を感じることなく静かに換気される。排気は、燃焼排気や高温な気体が、天井までまっすぐ上昇し排気される。この置換換気の原理により、従来よりも少ない排気量で換気をすることが可能で、エネルギーを抑えながら温熱環境にも優れている。

図表5

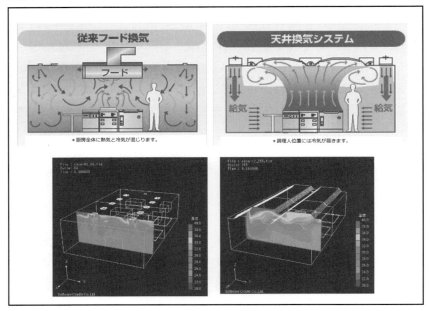

図表6

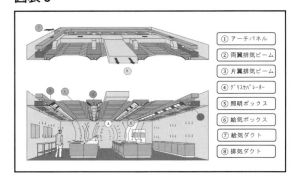

●高効率捕集型排気フード

　従来のフードでは、グリスフィルター部分は排気を素早く吸込むが、フードの端部が漏れやすく、室内に汚染された空気や熱が拡散してしまう。高効率捕集型排気フードは、溢流が起こりやすい排気フードの端部から、下方向と内側方向に誘引気流を発生させ、グリスフィルターに誘導し効率よく排気する。一度で捕集できず溢れようとした排気も押し戻し、捕集性能を確保している。従来の同じ排気量のフードより、排気の捕集漏れが起こりづらい。

図表7 ▶ 誘引気流の有無による空気の流れ

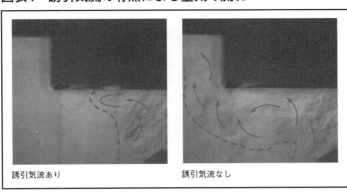

誘引気流あり　　　　誘引気流なし

図表8 ▶ 高効率型フードキャプチャージェットフード

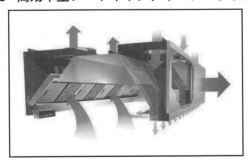

●可変換気量制御システム

　従来の厨房換気は、厨房機器の稼働状況に関わらず、一定量の換気を行っている。つまり、加熱調理機器を動かしていなくとも、朝作業を始めてから終了するまで空調や排気の大きなエネルギーを消費し続けている。

　可変換気量制御システムは、換気天井システムや高効率捕集型フードと組み合わせ、厨房機器の稼働状況に合わせ換気風量を制御するシステムである。厨房室内は、食品や労働衛生環境を適切に維持するために、非常に大きなエネルギーを必要とする。しかし、実際の厨房では厨房機器の稼働は作業時間の50％以下であることも多く、常に設定した

換気量が必要なわけではない。可変換気量制御システムを併用して使用することで、未使用時・余熱状態・稼働時をセンサで監視して、換気量を個々に3段階で風量制御を行い、省エネルギーに運用することができる。

このシステムを導入した病院給食の事例では、換気風量が65%程度の削減効果で運用され、省エネ性が向上したケースが確認されている。当システムは、電気エネルギーを大幅に削減し、コストパフォーマンスに優れている。イニシャルコストは割高となるが、投資回収は短期で可能となる。あわせて環境対策にとって有効なシステムである。

図表9▶可変換気量制御システム　M.A.R.V.E.L.

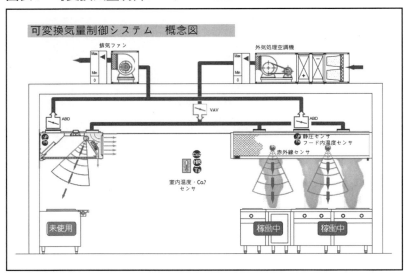

●ケーススタディ

ここでは実際に導入した事例を紹介する。下記の比較は換気天井システムに可変換気量制御システムを設置した事例である。

図表10 ▶ 設備概要

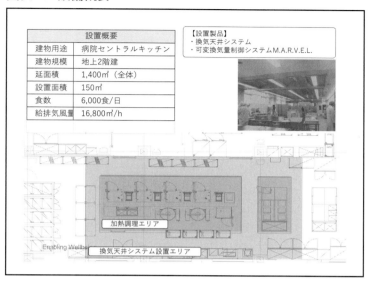

図表11 ▶ コスト内訳

項目	単位	従来方式	HALTONシステム	結果
換気風量	(㎥/h)	27,200	16,800	換気風量：104000㎥/h削減
製品資材費	(千円)	4,600	23,000	
建築天井工事費	(千円)	2,000	−	
ダクト工事費	(千円)	12,000	9,000	
空調機材費	(千円)	37,400	2,700	
初期投資合計	(千円)	56,000	59,600	初期費用：3,600千円増
年間空調費	(千円)	4,200	2,200	
メンテナンス費	(千円)	0	200	
ランニングコスト	(千円)	4,200	2,400	ランニングコスト：1,800千円削減

ランニングと初期投資コストの年度毎の比較

図表12

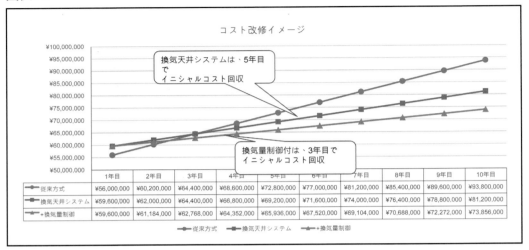

　初期投資コストは、従来の方式に比べ高くなる。しかし、換気天井システムを導入すると換気風量が下がるため、このケースの場合35%以上の換気風量が抑えられ、結果として空調のランニングコスト削減に大きく貢献している。さらに可変換気量制御システムM.A.R.V.E.L.を導入したことにより、換気量が平均して4割程度に抑えられていた。

　次のグラフは3日間の測定結果だが、朝の8時前後頃とお昼10時から11時半頃夕方4時前後頃にピークがあり、残りの時間は換気の運転がかなり低い状態で動いていたことが確認できる。

可変換気量制御システムM.A.R.V.E.L.導入稼働時の実際の換気量

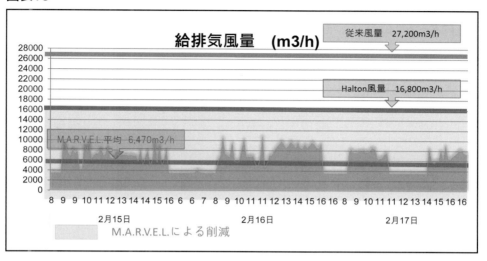

図表13

●業務用厨房換気の課題

　業務用厨房の換気設備は、換気と空調で温熱環境をコントロールするためには適切な設計が必要である。実際に多くの事例で、コストを下げるために換気風量を必要以上に下げ、空調を最低限の調理従事者の場所だけに設置するなどして、厨房内が高温多湿で衛生的にも劣悪な環境になっている場合がある。

　適切な厨房環境を維持できない場合は、労働環境だけでなく、食の安全な提供にも大きく影響する。そのため厨房設計時には厨房設備・機器だけにとどまらず、換気・空調設備とエネルギーの使用量の効率化など総合的に検討する必要がある。

（3）照明

　厨房内照明は400〜500lxとし、LEDによるカバー付きとする。

（4）騒音

　50〜60dbをめざす（食器洗浄機に配慮）。

（5）厨房機器据付工法

●スタンディング式
　冷蔵庫・キャビネット・保管庫等のアジャスト脚の高さを200mmとし、清掃の容易化を図る（一般は100mm程度）。

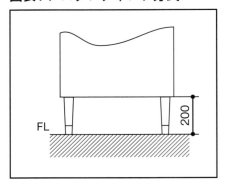
図表14▶スタンディング方式

●ベース工法
　機器のアジャスト脚をなくし、機器を直接床ベース上に設置する。機器と床の間の空間がなく、ゴミが堆積しない。

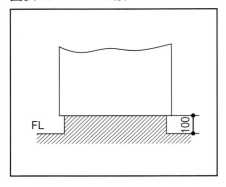
図表15▶ベース工法

●ウォールマウント工法
　機器を直接、壁に取り付けする工法。壁に各配管、配線を収納し、清掃性が向上する。

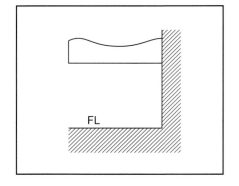
図表16▶ウォールマウント工法

第5部 キッチンファシリティ計画と厨房設備機器

第4章 省エネルギーと環境対策

キッチンは施設内においてもっともエネルギーを消費する部門のひとつである。

厨房機能をはじめ、空調換気設備等、1年365日・1日12時間以上稼働しており、大量の電気・ガス・水道等を使用する食品加工工場でもある。あわせてCO_2を多く排出し、環境悪化の一因となっている。今後、省エネと環境対策は給食部門に課された重要なテーマの1つである。

1 省エネルギー

多くのエネルギー資源を海外に依存する我が国で、エネルギーを効率よく使うことは極めて重要であり、省コストにもつながる。

●施設ハード面
・厨房の高断熱化とコンパクト化
・給排気・空調設備の自動風量制御システムの導入
・照明のセンサー感知化
・省エネ厨房機器の導入とスチコン中心の大量調理オペレーション
・加熱調理機器の集約設置（アイランド型）
・厨房機器のロングライフ化

2 環境対策

（1）SDGs（持続可能な開発目標）

2015年9月、国連本部「国連持続可能な開発サミット」で採択された17個の国際目標である。

第4章 省エネルギーと環境対策　209

図表1 ▶ SDGsの17のアイコン

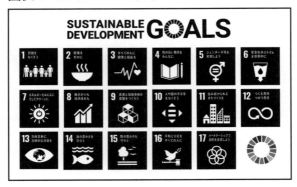

●栄養・給食部門の対応

3 すべての人に健康と福祉を
　健康的食生活の指導教育と食事提供の実践
7 エネルギーをみんなにそしてクリーンに
　キッチンにおける生産システムを見直しエネルギー効率を改善
　省エネルギー化を図る
8 働きがいも経済成長も
　職場環境の改善と働き方改革
9 産業と技術革新の基盤をつくろう
　持続可能（人手不足）な給食システム構築と技術革新（クックチル／ニュークックチル・ハイブリッド・キッチンレス）
10 人や国の不平等をなくそう
　外国人技能実習生との協働化
12 つくる責任つかう責任
　安全な食事生産とフードロスの削減
13 気候変動に具体的な対策を
　省エネルギー化を推進、CO_2削減およびフードマイレージ配慮（地産地消）

　SDGsの17目標は相互に関連しており、それを包括的に解決することが求められる。給食部門も食事生産に多くのマンパワーとエネルギーを消費しており、無関係ではない。皆で考え、できるところからひとつずつ着手すべきである。

（2）カーボンニュートラル（脱炭素）
　温室効果ガスの排出を全体として0にするというもの。差し引き0をめざしている（2020年10月菅元総理の所信表明演説）。カーボンニュートラルはSDGsと密接に関連し

ており、カーボンニュートラルの達成はSDGsの達成につながる。

図表2

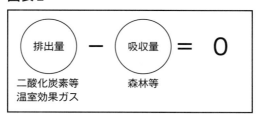

（3）ZEB（ゼブ：ネット・ゼロ・エネルギー・ビル／Net Zero Energy Building）

　建築計画の工夫による日射遮蔽・自然エネルギーの利用・高断熱化によって、大幅な省エネルギーを実現した上で、太陽光発電等によってエネルギーを創り、年間の消費量を大幅に削減できる最先端の建物である。国の指針では、外部から電力やガスの供給を受ける際も、従来のビルの消費量と比較しランク分けされる。病院建設も例外ではなく、計画中の案件においてもその動きがあり、エネルギーを大量に消費する給食部門も対応が必要である。

ZEB	100％以上削減
Nearly ZEB	75％削減
ZEBReady	50％削減
ZEB Oriented	30〜40％削減

○2021年度交付決定件数（経産省＋環境省）：約80施設

●給食部門の対応

　どのランクをめざすかにより異なってくるが、「ZEB Oriented」とすれば、施設ハード面・省エネルギーで述べた6項目で達成可能と推測される。これは、これからの厨房施設設計段階において、不可欠な要素であると留意すべきである（厨房の給気・排気および照明が対象。機器は対象外）。

　省エネ化は、副産物として電気料等エネルギーコストの削減に直結する。こうした概念はこれまで皆無であったが、給食システム再構築の必要性に迫られる、良い機会になればと考える。

●ZEBのメリット
・エネルギーの削減
・快適性・生産性向上

・災害時の事業継続性

・環境貢献

○建築条件（2022年度）10,000m2未満／民間建築物
○補助金性度（2022年度）補助率最大2/3、上限5億円

　今後の厨房設営にあたり、省エネに配慮した設計はマスト条件である。建物と附帯設備（空調等）および厨房機器選定等に配慮する必要がある。

第 **6** 部

給食管理
コンピューターソフト
（クックチル・ニュークックチル・
セントラルキッチン対応）

有田俊夫
株式会社フード・リンク 代表取締役社長

第 **6** 部	給食管理コンピューターソフト （クックチル・ニュークックチル・セントラルキッチン対応）

1　食事の提供方式に合わせた給食管理コンピューターソフトについて

　従来のクックサーブ方式による食事の提供から、新たな食事の提供方式を取り入れる施設が増加している。この際には新たな給食管理コンピューターソフトウエアの導入を行うことになる。

　新システム選定の際、選定担当者が新たな食事提供方式の運用経験を持っていないため、採用する基準が明確に定まっていないことが多い。その結果、採用の基準がなじみのある給食管理コンピューターソフト、あるいは献立入力の操作性の評価に偏る傾向にある。そのため、重要な導入検討項目である自施設に合った生産性の向上を可能とする給食管理コンピューターソフトの選定が出来ていないことが多いと感じる。

　結果、導入後に調理作業が改善されず、膨大な負荷作業が発生している施設が多く見受けられる。また、稼働後のソフト再構築は容易ではないことを付け加えておく。

　この章では、食事の新しい提供方式に対応する給食管理コンピューターソフトについての必要機能・考えるべき内容を、複数の視点から説明していく。

（1）施設の運営方式からの分類

　食事の提供方法から分類すると、給食管理コンピューターソフトには4種類のシステムタイプがある。

①クックサーブ運営方式

　従来の厨房施設で採用されている方式で、食材の仕込み作業や調理作業が365日実施されている施設で導入されている。システムの特徴としては、帳票は**喫食日で集計され表示**されていることが多い。

②クックチル運営方式

　調理方法としてクックチルやクックフリーズが採用されており、調理作業のない日があり、工期の短縮が計画されている。

　重要な必要機能として、クックチルの生産計画に対応した指示書が、給食管理コンピューターソフトで出力可能であることが挙げられる。帳票の作業指示日には**仕込み日**

や調理日が表示される必要がある。

③ニュークックチル運営方式

調理工程は、クックチル運用方式と同じ運用となる。違いは、再加熱カートを利用することである。給食管理コンピューターソフトはクックチル対応方式と同じになる。再加熱カートと情報連携が必要な場合もある。

④セントラルキッチン運営方式

セントラルキッチン専用の給食管理コンピューターソフトが必要である。生産工程は、クックチル運用方式を採用している場合が多い。セントラルキッチン運用方式の場合には、追加機能としてピッキングに関する指示書や出荷に関する指示書が必要である。

図表1 ▶ 施設の運営方式による分類

No.	タイプ	導入先施設	管理施設数
1	クックサーブ運営方式	病院・介護	1
2	クックチル運営方式	病院・介護	1
3	ニュークックチル運営方式	病院・介護	1
4	セントラルキッチン運営方式	セントラルキッチン サテライト施設	複数施設

運営方式：クックサーブ運営方式・クックチル運営方式　等
調理方法：クックサーブ・クックチル・クックフリーズ　等

（2）生産計画からの分類

給食管理コンピューターソフトにある、各運営方式に対する必要機能を説明する。

①クックサーブ運営方法の生産計画

特徴

365日、毎日同じ生産を行う。祝日などの関係で生産計画の微調整が必要となる場合がある。発注書は、献立日の「朝昼夕の合計使用量」や「当日の夕食・翌日の朝昼食」などの合計使用量が集計され印刷されている。

図表2 ▶ 生産計画による分類

（生産計画例）

No.	対象日	朝食	昼食	夕食
1	納品日	前日午後	当日午前	当日午前
2	仕込日	前日午後	当日午前	当日昼
3	調理日	当日朝	当日午前	当日昼
4	喫食日	当日朝	当日昼	当日夕

（クックチル・ニュークックチル・セントラルキッチン対応）

作業

　調理作業員は、一日分を朝、昼、夕の必要使用量に分割する作業を順次行う。調理室の担当者は、毎食もしくは一日分の生産計画を考えることで業務が可能である。

給食管理コンピューターソフト

　この生産計画は、多くの給食管理コンピュータソフトメーカーの基本設計に採用されている。

②クックチル運営方式 および ニュークックチル方式の運営方式

特徴

　給食管理コンピューターソフトウエアには、メーカーごとの生産計画機能が搭載されている。生産計画には、クックサーブ用の生産計画とクックチル用の生産計画の最低2種類が必要である。さらに、禁食対応やクックフリーズなど、複数の生産計画が存在する。そのため、クックチル方式では一日の作業が複雑になり、従来のクックサーブ方式の運営に使用していた給食管理コンピューターソフトウエアでは対応できない。クックチル方式の運営に対応した給食管理コンピューターソフトウエアが必要である。

図表3▶生産計画例

項	調理法	1日分仕込量	1日分調理量	補足
1	クックサーブ	3～6食分	3～6食分	基本3日前～2日前調理
2	クックチル	3～6食分	3～6食分	基本4日前～3日前調理
3	クックフリーズ	クックフリーズの保存期間分	クックフリーズの保存期間分	特定の日に集約

作業

　調理作業員は、生産計画に従い、決められた時間に決められた作業エリアで調理作業を行うことが特徴である。各作業班が、「仕込み作業」「調理作業」「ピッキング作業」等を並行して行う。

　一部、調理方法としてクックチル方式を導入している施設でも、生産計画が365日同じ人員シフトを行っている場合がある。この場合は、クックサーブ運用方式の給食管理コンピュータソフト対応可能となることがある。

給食管理コンピューターソフト

納品日・仕込日・調理日を出力対象日として帳票に出力する機能が必要である。

図表4▶作業別の分類

No.	作業エリア	帳票名	出力対象日
1	検収室	発注書	納品日
2	仕込エリア	仕込表／仕込カード	仕込日
3	調理エリア	調理指示表	調理日

●**簡単操作**

　上記設定が短時間で簡単に設定できることが重要である。給食管理コンピューターソフトウエアメーカーの仕様により、作業工数に大きな差が発生してくるため必ず確認が必要である。

●**納品日・仕込日・調理日の設定**

　納品日・仕込日・調理日の3種類の設定が可能か、確認が必要である。この3種類のうちいずれかの項目がないと、毎日手書き作業が発生する可能性がある。

●**生産計画　実例**

　土日が休日の生産計画書の実例を掲載する。

図表5▶セントラルキッチン生産計画書（土日休）

クックチル生産計画　土日休
2024/04/01 ～ 2024/04/07

	月	火	水	木	金	土	日
	01	02	03	04	05	06	07
入荷	04/07(日) 朝 04/06(土) 朝 04/06(土) 昼 04/06(土) 夕	04/07(日) 昼 04/07(日) 夕 04/08(月) 朝 04/08(月) 昼	04/08(月) 夕 04/09(火) 朝 04/09(火) 昼 04/09(火) 夕	04/10(水) 朝 04/10(水) 昼 04/10(水) 夕 04/11(木) 朝	04/11(木) 昼 04/11(木) 夕 04/12(金) 朝 04/12(金) 昼 04/12(金) 夕		
下処理	04/04(木) 昼 04/04(木) 夕 04/05(金) 朝 04/05(金) 昼 04/05(金) 夕	04/07(日) 朝 04/06(土) 朝 04/06(土) 昼 04/06(土) 夕	04/07(日) 昼 04/07(日) 夕 04/08(月) 朝 04/08(月) 昼	04/08(月) 夕 04/09(火) 朝 04/09(火) 昼 04/09(火) 夕	04/10(水) 朝 04/10(水) 昼 04/10(水) 夕 04/11(木) 朝		
加熱日	04/03(水) 朝 04/03(水) 昼 04/03(水) 夕 04/04(木) 朝	04/04(木) 昼 04/04(木) 夕 04/05(金) 朝 04/05(金) 昼 04/05(金) 夕	04/07(日) 朝 04/06(土) 朝 04/06(土) 昼 04/06(土) 夕	04/07(日) 昼 04/07(日) 夕 04/08(月) 朝 04/08(月) 昼	04/08(月) 夕 04/09(火) 朝 04/09(火) 昼 04/09(火) 夕		

（クックチル・ニュークックチル・セントラルキッチン対応）

こちらは日曜日休日を実現したセントラルキッチン生産計画書の実例である。

図表6 ▶ セントラルキッチン生産計画書（日休）

クックチル生産計画　日休
2024/04/01 〜 2024/04/07

	月 01	火 02	水 3	木 04	金 05	土 06	日 07
入荷	04/04(木) 夕	04/07(日) 朝	04/07(日) 昼	04/08(月) 夕	04/09(火) 夕	04/10(水) 夕	
	04/05(金) 朝	04/06(土) 朝	04/07(日) 夕	04/09(火) 朝	04/10(水) 朝	04/11(木) 朝	
	04/05(金) 昼	04/06(土) 昼	04/08(月) 朝	04/09(火) 昼	04/10(水) 昼	04/11(木) 昼	
	04/05(金) 夕	04/06(土) 夕	04/08(月) 昼				
仕込日	04/04(木) 夕	04/07(日) 朝	04/07(日) 昼	04/08(月) 夕	04/09(火) 夕	04/10(水) 夕	
	04/05(金) 朝	04/06(土) 朝	04/07(日) 夕	04/09(火) 朝	04/10(水) 朝	04/11(木) 朝	
	04/05(金) 昼	04/06(土) 昼	04/08(月) 朝	04/09(火) 昼	04/10(水) 昼	04/11(木) 昼	
	04/05(金) 夕	04/06(土) 夕	04/08(月) 昼				
加熱日	04/03(水) 夕	04/04(木) 夕	04/07(日) 朝	04/07(日) 昼	04/08(月) 夕	04/09(火) 夕	
	04/04(木) 朝	04/05(金) 朝	04/06(土) 朝	04/07(日) 夕	04/09(火) 朝	04/10(水) 朝	
	04/04(木) 昼	04/05(金) 昼	04/06(土) 昼	04/08(月) 朝	04/09(火) 昼	04/10(水) 昼	
		04/05(金) 夕	04/06(土) 夕	04/08(月) 昼			

③セントラルキッチン運営方式

特徴

　セントラルキッチン施設の運用形態は、日進月歩で進化している状況である。給食管理コンピューターソフトウエアの設計は、クックチル生産方式を基本としている。さらに、サテライト施設への配送方式の違いにより使用する機能を調整する必要がある。

　また、セントラルキッチン施設とサテライト施設に給食管理コンピューターソフトウエアなどを導入し、各種ネットワークを用いて情報連携を行い、システムを設計する必要がある。ユーザーは、それぞれのセントラルキッチン施設が必要とする機能に最適化された給食管理コンピューターソフトウエアを選定する必要がある。

図表7▶セントラルキッチンとサテライト施設の機能連携図

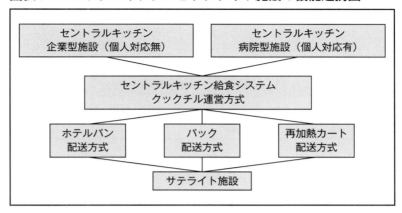

セントラルキッチン給食管理システム

厨房運用は、クックチル運営方式の機能を基本とし、「セントラルキッチンと各サテライト施設間の受発注機能」「ピッキング作業表」「納品書」が必要である。

セントラルキッチン給食管理コンピューターソフト

セントラルキッチン施設には、受注管理／SK別分配表印刷／納品書印刷の機能が必要である。

● 必要機能

図表9▶セントラルキッチンに必要な機能

No.	作業エリア	機能	出力対象日	補足
1	事務室	受注処理	献立日	SKからの注文情報管理
2	研修室	発注書	納品日	
3	仕込エリア	仕込表	仕込日	
4	調理エリア	調理指示表	調理日	
5	チルド室	保管カード	調理日	チルド庫に保存するための名札
6	ピッキング室	SK別分配表	献立日	チルド庫の料理を各施設別に仕分けする。
7	トレイメイク	食札	献立日	※CK側で再加熱カート盛付
8	出荷	納品書	献立日	出荷される施設向けの納品書
9	OPTION	温度管理	納品日 調理日	温度管理システム連携

● 受注機能

サテライト施設からセントラルキッチン施設への受発注方式については、次の2通りの方法がある。FAXによる受注方式はセントラルキッチンシステムへの入力件数が大変

多く、訂正や連絡ミス等が発生することが多い。受注処理に関しては、可能な限り情報連携を行うことが望ましい。

図表10▶受注機能

No.	方法	機能	操作の負荷
1	FAX/電話	受注登録	食数入力　業務負荷（大）
2	情報連携	連携機能	無

●ピッキング作業から出荷作業

　チルド庫に保管された料理を施設ごとに計量し、分配する。その計量情報を帳票に印刷し、調理作業員は施設ごとの仕分け作業を行う。

　セントラルキッチン施設では、可能な限り給食管理コンピューターシステムで必要量を計算し、業務を進めることが重要である。

セントラルキッチンシステムの全体像

　セントラルキッチン運営方式の場合、セントラルキッチン施設とサテライトキッチン施設の受発注を円滑に遂行するためにシステムを整備する必要がある。また、サテライト施設数が多いほど、システムの全体規模・費用が大きくなる。そのため、運営方法・コスト面を十分に考慮し、自施設に最適なシステムを設計する必要がある。

●必要なコンピューターソフト
図表11▶必要コンピューターソフト

No.	施設	システム	必要性
1	セントラルキッチン	セントラルキッチン向給食管理コンピューターソフト	必須
2	サテライト施設	サテライト向給食管理コンピューターソフト	任意
3		食数受発注システム	任意
4		注文用FAX	任意

●初期導入費用・保守費用について
図表12▶初期導入費用・保守費用

No.	費用	システム
1	初期導入費	コンピューターシステム導入費用
2	保守料	ソフトウエア・ハードウエア保守料

●システム更新費用について

初期導入費用・保守費用以外に、システム更新時の費用を把握しておく必要がある。業務改善のための大幅なバージョンアップや他社システムへの切り替えが検討される。システム更新計画は、中長期の計画を立て対応することが必要である。

図表13▶システム更新費用

No.	費用	システム
1	セントラルキッチン	システム更新費用
2	サテライト施設	システム更新費用

●システム更新について（リース契約の注意点）

セントラルキッチン施設とサテライト施設のリース契約の開始時期の差異により、システム更新計画は、中長期の計画を立て対応することが必要である。

図表14▶システム更新計画

ソフトウエア状況		2019年	2020年	2021年	2022年	2023年	2024年	2025年	2026年
セントラルキッチン	セントラルキッチン施設	導入年⇒							
サテライト施設	A病院	導入年⇒					リース契約残存期間		システム更新完了
	B病院	導入年⇒					◀▶		
	C病院		導入年⇒						
	D病院			導入年⇒					

2　給食管理コンピューターシステムを利用した生産性向上の考え方

給食管理コンピューターシステムよりアウトプットされる各種帳票と調理作業員の業務調査を行ったところ、殆どのセントラルキッチン施設で「手計算」「手書き作業」を含む準備作業が発生している。ある施設では「50日/月」の手書き作業が発生していた。こういった無駄を削減するために、管理者・調理員・栄養士で多方面から給食管理コンピュータソフトを精査し決定することが必要である。

図表15▶手計算・手書き作業分析結果例

No.	費用	日数	コスト　@2000円計算
1	手書き時間（月）	50日	80万円
2	手書き時間（年）	600日	960万円

（クックチル・ニュークックチル・セントラルキッチン対応）

図表16▶給食管理コンピューターシステム構築上やってはいけない考え

No.	工数が増える考え	結果
1	運用でカバーする対応	現場作業工数が増えることになる
2	パッケージに合わせた運用	現場作業工数が増えることになる

　くり返しになるが、このような事例は、大なり小なり多くのセントラルキッチン施設で発生している。自施設向けの給食管理コンピューターシステムの最適化を行い無駄な作業の削減は必須である。

3　まとめ

　給食管理コンピューターシステム機能（帳票・画面）から発生する**作業量の見える化**が重要である。このレポートに記載した内容を参考に給食管理コンピューターシステムから発生する作業量もしくは作業費用をできるだけ数値化することをお勧めする。

　たとえば、作業時間算出の計算式は、（入力時間＋印刷の操作時間＋作業員の手書き加工時間＋印刷代）で計算できる。このような考えを導入することで、給食管理コンピューターシステムの新規導入の場合やシステム更新時の選定の基準になると考える。

第 **7** 部

管理栄養士の
卒後教育

第 1 章

**管理栄養士・栄養士養成における給食の
マネジメントと大量調理**

三好恵子

女子栄養大学 名誉教授

第 2 章

**給食経営管理プロフェッショナル育成と
卒後教育の在り方**

大部正代

一般社団法人 FOOD & HEALTH 協会 ククルテ

代表理事

第7部
管理栄養士の
卒後教育

第1章
管理栄養士・栄養士養成における給食のマネジメントと大量調理

1 管理栄養士・栄養士養成の概要

　管理栄養士・栄養士は、法のなかで定義され、業務内容はその定義がよりどころになっている。そしてその役割を担うために、教育の目標、学修内容があり、資格取得のために必修の教育内容と単位数が示されている（図表2）。さらに求められる知識・技術が担保されているかを測るため、管理栄養士に関しては国家試験の制度がある。

　管理栄養士国家試験は、管理栄養士として必要な基本的知識および技能を的確に評価するために行っている。そして、管理栄養士国家試験の適切な範囲および水準を明確に示した出題基準（ガイドライン）が出されているわけであるが、ガイドラインは管理栄養士養成課程の教育で扱われるすべての内容を網羅するものではなく、これらの教育のあり方を拘束するものではないとされている。しかし、国家試験合格率を重視し、教育内容が出題基準準拠に偏重している傾向がある。

　ところで、栄養士法、栄養士法施行規則等のなかには、教育課程の目標となるコア・カリキュラムが示されてはいなかった。そうした背景から、厚生労働省の委託を受け、特定非営利活動法人日本栄養改善学会が管理栄養士・栄養士養成のための栄養学教育モデル・コア・カリキュラムを作成した。

　時代の要請は、超高齢化の進展等の社会状況の変化、多様化・高度化する社会や国民のニーズに対応できる、高い資質を持った管理栄養士・栄養士の養成である。栄養学教育モデル・コア・カリキュラムは、2019（平成31）年3月に社会や国民のニーズに対応した管理栄養士・栄養士がめざす姿を明らかにし、それらをふまえたものとされた。

図表1 ▶ 管理栄養士養成の制度

	根拠
定義	栄養士法
教育内容	栄養士法施行規則
国家試験	管理栄養士国家試験出題基準（ガイドライン）
学修内容	管理栄養士のための栄養学教育モデル・コア・カリキュラム

栄養学教育モデル・コア・カリキュラム（以下モデル・コア・カリキュラムと略す）では、科目名や時間数は示されていない。各養成施設の教育計画で活用することを目標とし、基礎的な学修内容から統合的な内容へと学修が発展する構造となっており、教科目名ではなく学修内容で示されているところが特徴の1つである。

また、モデル・コア・カリキュラムの学修は相互に関連しているので、学修内容の解説の中に大項目間の関連性が示されている。

栄養士は管理栄養士に包括されているとし、学修の到達目標が異なることから、それ

図表2▶法に定められた管理栄養士の教育内容

教育内容		単位数	
		講義又は演習	実験又は実習
基礎分野	人文科学	42	
	社会科学		
	自然科学		
	外国語		
	保健体育		
専門基礎分野	社会・環境と健康	6	10
	人体の構造と機能及び疾病の成り立ち	14	
	食べ物と健康	8	
専門分野	基礎栄養学	2	8
	応用栄養学	6	
	栄養教育論	6	
	臨床栄養学	8	
	公衆栄養学	4	
	給食経営管理論	4	
	総合演習	2	
	臨地実習		4

ぞれ別々に示されている。本項では、管理栄養士養成にフォーカスを当て、給食の運営に関わりが深い調理学と給食経営論の学修内容を見ていこうと思う。

2　調理学、給食経営管理論に関連する学修内容

（1）「食事と調理の科学の理解」

　調理学は、モデル・コア・カリキュラムでは「食べ物をベースとした栄養管理の実践」のなかに「食事と調理の科学の理解」として項目立てがされている。食事計画につながる献立立案を前提とし、料理を構成する食品の科学的特性を理解したうえで、嗜好性を高める調理の知識と技術を学修することを目標とする（図表3）。

（2）「給食と給食経営管理の理解」

　給食経営管理の学修の概略は、特定給食施設の栄養管理の目標を達成するために、それぞれの給食システムのなかで給食の品質管理、食材料管理、人、食材料、施設の衛生管理を統合しながら生産管理を行うことである。利用者の視点に基づいたマーケティング

図表3 ▶ モデル・コア・カリキュラム「食事と調理の科学の理解」の学修内容と各学修項目間の関連

食事・食べ物の基本
健康を支える食事の実践の基本を理解する。
食品に含まれるさまざまな成分の性質、所在、機能などを理解する。

食事と調理の科学の理解
各食材料の調理性および加熱調理操作・非加熱調理操作を理解する．
食べ物の嗜好性（おいしさ）について理解する．
対象者に応じて，主食・主菜・副菜を組み合わせた日常食を計画し，調理・食事提供ができる．
日本の食文化を理解し，食事計画に活用できる．

栄養管理における食事評価と食事計画の実践
ライフステージと栄養管理の実践。
疾病と栄養管理の実践における食事計画・調理
給食と給食経営管理の理解（給食経営管理論）

を活用し、給食経営のための組織や資源のマネジメントも行う。給食を安全かつ継続的に提供するための危機管理対策も含まれる。

3　給食経営管理における大量調理の品質管理

　管理栄養士養成課程における給食経営管理論では、給食をつくり提供することは生産管理に位置付けられ、そのなかに大量調理がある。そして、生産管理のなかで重要なのは調理の標準化による大量調理の品質管理の実施である。

（1）品質の定義と品質管理

　品質とは、製品やサービスの持つ性能や機能のすべてであるといわれている。給食に当てはめると、給食の目的に照らした「栄養」、加えて「おいしさ」「安全」がもっとも重視される品質である。さらに、快適な食事環境やサービス、リーズナブルな価格なども、給食の品質と位置付けることができる。給食の生産管理は製品の品質をつくり上げる活動なので、品質管理の対象となる品質の特性を理解した上での活動が重要である。

　給食経営管理論では、生産管理における品質を次のように3つの特性から定義している。

　計画段階で決まる設計品質（ねらいの品質）と、生産によりつくり出された実際の品質である適合品質（製造品質）は、インプットの品質、アウトプットの品質ともいえる。総合品質は顧客満足につながる製品のすべての性能や機能のことで、設計品質と適合品

質を合わせたものである。設計品質、適合品質のどちらも高くなければ、高い総合品質は得られない。

適合品質の良い製品をつくりこむのが生産工程であるが、給食における生産工程は、それぞれの給食施設の生産システムにおける大量調理である。大量調理の品質管理は、設計品質である給食としての品質基準を設定し、適合品質を作りこむための大量調理の特性を踏まえた品質管理基準を設定し、実施することである（図表5）。

品質基準は施設ごと対象ごとに異なり、品質管理基準は料理ごと、調理条件ごと、機器ごとに異なるので、大量調理の品質管理の具体は施設独自の取り組みになる。

（2）大量調理の特徴

給食の大量調理の特徴および課題として、以下を挙げられる。いずれも料理の品質の変動要因であり、少量調理に対する大量調理の難しさでもある。

①食材料の調理量が大量であること

食材料の調理量が大量であると、食材料の処理時間が長くなる、加熱調理において少量調理とは異なる温度履歴となる等、食品の調理過程の現象が少量調理と異なってくる。また、「大量」の具体的定義はないので、数十食と何百食では調理過程において同じ現象が起こるわけではない。調理量の差による調理過程の現象の変動が大量調理の課題といえる。

②蒸発量（率）が少量とは異なること

大量調理の蒸発量は、少量調理と比べると絶対量としては多くなるが、蒸発率で見る

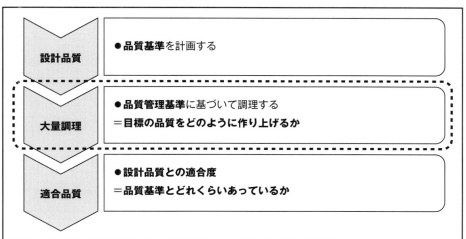

図表5▶給食の大量調理と品質管理のフロー

と小さくなる。少量調理のレシピをそのまま流用すると、でき上がり量が多くなったり、水っぽくなったりする。

③給食の品質を目標としていること

給食の対象者は幅広いライフステージにわたる上に、身体状況として、健康人だけでなく傷病者も対象になる。対象者が異なれば、栄養管理の課題が異なるので、提供する食事が異なってくる。

乳幼児、学童、思春期、健康な成人、生活習慣病予備軍の成人、栄養管理が必要な傷病者、高齢者、摂食嚥下機能に課題を持つ低栄養の対象者等である。食事の内容が異なれば、料理の種類、分量、形態、分量が異なる。要するに、設計品質が異なるということである。

④業務用機器活用した調理であること

大量調理を限られた時間のなかで提供するためには、業務用調理機器の活用が欠かせない。とくに加熱調理にはさまざまな専用機器、汎用機器があるが、どのような機器を使うか、メーカーや型式等により最適な調理条件が異なるので、機器の機能を把握したうえで品質管理基準を設定する必要がある。

近年、スチームコンベクションオーブンの活用が広まり、従来の蒸し焼きだけでなく、蒸し物、煮物、炒め物などに用いられている。スチームコンベクションオーブンは加熱方式により、庫内温度と湿度が従来のオーブンとは異なるので、加熱過程の食品の変化が異なる。加熱方式を考慮した品質管理基準の設定が必要である。

⑤生産システムや生産資源の施設間差が大きいこと

給食における生産システムは多様であり、本書で取り上げる最新のシステムばかりでなく、システムと名付けられない従来型の施設もある。従来型の施設においても、②、③に述べたように施設の目標とするものが異なるので、それぞれの条件のなかでの、大量調理の品質管理が必要である。そして生産システムが異なれば、生産プロセスごとの品質管理が必要である。

⑥給食特有の料理の制約があること

給食が一般の外食と異なる点は、日々異なる内容の食事を提供すること、調理終了後から喫食時間まで最適時間を設定できないこと、栄養管理上、嗜好を最重要とした材料配合ではないことなどである。また、食材料の制約や限られた設備・調理従事者等の生産資源にも、給食特有の制約がある。

（3）調理法別大量調理の品質管理と標準化の課題

調理の標準化とは、だれがいつ調理をしても、一定の品質の料理に仕上がることである。給食における品質管理は、複数の調理従事者が調理工程を分担して効率的に行い、栄養管理上レシピ通りに仕上ることが重要であり、そのための標準化が必要である。設

図6▶大量調理のゆで卵の加熱条件とゆで水の温度履歴

①固ゆで卵の加熱条件

試料 No.	A				B				C			
熱源・都市ガス	①	②	③	④	①	②	③	④	①	②	③	④
ガス消費量	ガスコンロ（径20cm）4,100kcal/h				ガスコンロ（径20cm）4,100kcal/h				ガスコンロ（径20cm）4,100kcal/h			
卵 量（kg）	1.00	1.90	4.65	6.40	4.40	6.40	10.36	13.03	4.90	6.75	11.65	17.42
個 数（個）	16	31	75	103	72	105	165	210	80	112	190	286
水から沸騰までの時間（分）	10	17	26	57	10	20	30	37	6	8	12	17
80℃から沸騰までの時間（分）	5	7	9	25	3.5	6	10	12	4	3.2	4	5

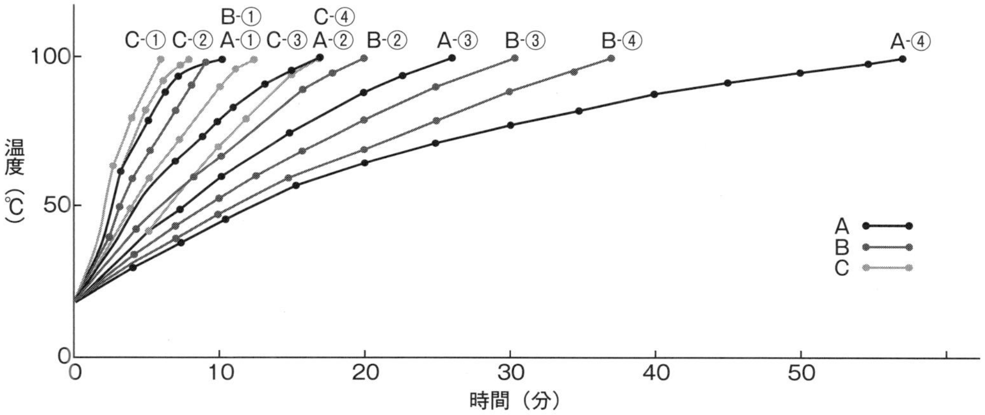

（出典：殿塚婦美子、改訂新版大量調理－品質管理と調理の実際－、学建書院、(2022)）

計品質通りの、適合品質の給食を提供するための品質管理基準の設定は、大量調理の標準化によって可能となる。なぜ標準化が重要か、ゆで卵の調理を例に見てみたい。

図表10にゆで卵の加熱条件別のゆで水の温度履歴を示した。ゆで卵の品質管理基準は80℃で12分といわれているが、卵を数個ゆでる場合の加熱の目安は、沸騰して12分程度とされている。沸騰は大変わかりやすい現象であり、調理の目安として使いやすい。

少量調理の場合80℃から12分でも、沸騰から12分でも品質管理上問題はないため、沸騰からの時間を基準としている。ところが、加熱条件や卵の量によって温度履歴が異なり、例示したデータでは、加熱開始から沸騰までの所要時間は6分～57分と大きな差がある。たとえばA④の場合、沸騰時点で80℃から25分経過している。沸騰から12分加熱を続けると80℃から38分加熱することになり、過加熱なってしまう。

この現象は、少量調理の「何度で何分加熱するか」の目安が大量調理に当てはまらな

図7▶沸騰継続による蒸発量の推定

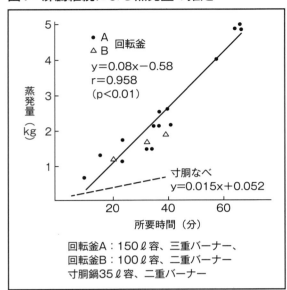

回転釜A：150ℓ容、三重バーナー、
回転釜B：100ℓ容、二重バーナー
寸胴鍋35ℓ容、二重バーナー

出典：高橋ひろ子、大量調理の品質管理の一要因としての蒸発量、第26回栄養改善学会講演集（1979）

図表8▶沸騰継続による蒸発量の推定

	蒸発量（g／分）	
	ガス全開	軽い沸騰維持
回転釜	250〜300	170〜200
寸胴鍋	140〜170	40

- 汁の蒸発量の推定例
- 具の加熱時間、回転釜で軽い沸騰20分間とする。
- 沸騰維持の蒸発量……約180g.20分＝3600g
- 沸騰までの蒸発量：沸騰まで20分とすると約2kg（図6）
- 蒸発量の推定＝沸騰までの蒸発量＋沸騰維持の蒸発量

い例である。野菜のゆで物は同様の代表的な加熱調理であり、回転釜で調理することが多いが、回転釜の入水量やゆで水に対する野菜の投入量が変わると再沸騰までの時間が変動し、ゆであがるまでの加熱時間が変動する。加熱時間が長くなると、食味が悪くなり、栄養成分も減少する。

このように、調理量が加熱調理の温度履歴に影響する例は、加熱調理ではしばしばみられる現象である。

でき上がりの品質を変動させる現象として、でき上がり重量の変動がある。

たとえば煮物の場合、煮汁を煮詰めて調味液を具材にからまるように仕上げたいのに、煮汁が大量に残ると、調味濃度も薄くなってしまう。また、ビーフシチューのように長時間煮込む料理では、でき上がり量が予定より多くなるとうまみも調味濃度も薄くなり、調味料を追加しなければならなくなる。

でき上がり重量を予定通りに仕上げるためには、調理過程の重量変化として蒸発量の把握が必要である。沸騰までの所要時間と加熱時間で蒸発量を予測できるので、調理の標準化のために参考にすることができる（図表11、12）。

大量調理の加熱料理の際立った課題を2点あげた。食品の特性や料理の特徴を引き出す大量調理の要点は調理法ごとにあるが、紙面の関係上、他書を参考とされたい。

4　おわりに

　管理栄養士・栄養士が給食の食事としての品質管理を行う際には、食品学、調理学、調理科学を基礎とした大量調理の理論が必要であるが、現実の施設で活用するための応用力が求められる。養成課程で学ぶ大量調理は、理論先行であり限定的なものである。また、実践も限定的なものである。施設ごとのさまざまな条件のなかで大量調理の品質管理を行う応用力は、卒後教育により補完できるものではなく、多分に現場で積み重ねるものである。

　大量調理の特徴にも述べた通り、現場の生産システム、施設設備、調理員の質・量、衛生管理、給食原価、利用者のニーズなどの制約条件をいかにコントロールして、食事を美味しく作り上げるかが求められる。管理栄養士養成の給食経営管理論では、給食のマネジメントに重点を置いた教育がされているが、卒後、自分の職場である施設の中で給食を提供するためには、養成課程のなかで、大量調理の品質管理をしっかりと給食のマネジメントの中に位置付けた教育が望まれる。そのことによって、目の前の課題に対して、標準化のための項目と調理過程の重要管理点を設定し、良い食事が提供できる。

第7部	
管理栄養士の 卒後教育	第2章 給食経営管理プロフェッショナル育成と 卒後教育の在り方

1　給食管理から給食経営管理への経緯

　2002年（平成14年）4月に施行された「栄養士法の一部を改正する法律」（平成12年法律第38号。以下「改正法」という）の施行に伴い、管理栄養士の業務内容が明確化され、管理栄養士の資格が登録制から免許制となった[1]。

　それに伴い、管理栄養士免許証と栄養士免許証のそれぞれについて、高度な専門的知識及び技能を持った管理栄養士の養成を行い、資質の向上を図るために、管理栄養士養成施設（学校である施設を除く）および栄養士養成施設に係る指定の基準が改められたほか、所要の規定整備が行われた。これにより、カリキュラムの変更が行なわれ給食管理が給食経営管理となった。

2　給食経営管理の教育目標と到達目標

（1）教育目標

　給食運営や関連の資源（食品流通や食品開発の状況、給食に関わる組織や経費等）を総合的に判断し、栄養面、安全面、経済面全般のマネジメントを行う能力を養う。マーケティングの原理や応用を理解するとともに、組織管理などのマネジメントの基本的な考え方や方法を理解する。

（2）到達目標

　給食管理は経済活動の1つである。給食経営とは、事業目標に達成するために経営環境の変化に対応しつつ、経営計画に基づき、経営資源を活かして給食を提供することであり、経営管理の基本的な考え方や手法を踏まえた運営が必要である。給食を円滑に運営するために関連の資源を総合的に判断し、給食経営全般のマネジメントを行う能力を身に付けること。

3 給食経営管理の卒前教育における課題

①カリキュラムは管理栄養士養成の基礎教育であり、経営管理、経営資源、経営戦略、マーケティング、原価計算、顧客管理、人事労務管理、給食経営管理など、授業には幅広く組み込まれているが、すべてを理解することは難しいと考える。

②実習の目的、実習の種類・実習内容・時間を確認しても、内容はマネジメント（経営管理）教育ではなく、給食と給食管理を理解するための幅広い学習内容である。
卒前教育の基礎教育さえ身についていない卒業生も多く、その要因は改正法により管理栄養士国家試験の免除科目がなくなり全科目が試験となったことも一因と考える。さらに管理栄養士養成校の大部分が私学であり、合格率の良否が次年度の入学志望者数に影響することから、国家試験出題基準（ガイドライン）を満たし、試験に合格させることを第一目的とした授業の現状がある。

③医療施設や福祉施設の給食委託化（アウトソーシング）により、給食経営管理が学生に軽んじられている傾向にある。

④実習の目的、実習の種類・実習内容・時間を確認してもマネジメント（管理）教育ではなく、給食と給食管理を理解するための幅広い学習内容である。すべての科目の基礎（基本）知識と基本的技術の取得は難しく、理解するだけの状況と判断する。

4 給食経営管理の卒後教育の実際

①医療施設や福祉施設等において、実際に業務を遂行しながら給食経営管理業務を学び、現状を分析し、課題の解決を図ることである。

②給食を管理運営するには直営方式と委託方式があり、それぞれにメリット・デメリットを十分に熟知する必要がある。

③委託化のメリットとして、運営コストの削減、給食業務の省力化、専門家による運営管理能力の向上等がある。ただし、給食施設の設置者の意向が強く反映され、管理栄養士の存在が置き去りにされていることも多々見られる。給食経営管理業務の責任者は、管理栄養士であることが重要である。

④今日のような物価高、人手不足、賃金の高騰などにより、委託側の運営コスト削減はかなり厳しい状況であることも認識した給食経営が求められる。

⑤委託給食のデメリットとして、信頼関係の構築に時間がかかる、スタッフの高齢化や入れ替わりにより従業員の質の均質化が難しい等が挙げられる。

⑥直営でも委託でも医療・介護福祉施設等の給食業務は1年365日、1日3食、安全で安心な食を提供することを第一とし、給食を通して患者や入居者に対して何を伝えたいかという目的に合わせて選択すると良い。

5　病院側が抱える課題

（1）多種多様な食事せん病態別・成分栄養素別が混在
　　→　メニュー数の増大・複雑化
（2）多種多様化・個別対応の増加　→　多品種少量生産

結果
生産性の低下
スタッフの高齢化・早朝勤務・交代制など
女性が多い職場：産休・育休の代替要員の補充が困難
多くのマンパワーが必要となる。

解決方法：アウトソーシング化

最大の目的：コスト（人件費・材料費等）削減

6　委託側が抱える課題

（1）委託給食会社も人手不足、特に若手。早朝勤務・交代制がネックである。
（2）待遇面（給与）の低さ・ハード・ソフト含めて職場環境の悪さ。
（3）スタッフ高齢化による生産性の低下　→　仕事量増による人件費上昇
（4）世界の紛争や円安による食材料費高騰
（5）人手不足や人材不足によりカット野菜・完全調理済み食品（完調品）等の使用　→　食材料費上昇

> 結果
> 早期離職率が高い
> マンパワー不足、委託費高騰

解決方法：直営に戻しても人手不足・人材不足は、解消しない。
すべてを完調品にする　→　限界がある。
院外調理（セントラルキッチンが整備されている）が可能な給食会社に委託する。

受託するにあたっての条件
（1）多様化する患者要望、複雑化する調理内容を整理することを提案
（2）多種多様な食事箋の整理、個別対応も必要最低限に留めることを提案
（3）病院機能別（入院日数）に合わせたメニュー構成を構築する

7　課題抽出　─自施設の何が問題か。解決すべき項目の優先順位は─

①運営システムに問題がある（病院の機能にあっているか）
②部門全体をマネジメントする人材はいるのか
③食事提供サービス方式に問題はないか
④部門の収益が把握できているか。
　収支決算を毎年確認し、赤字・黒字を数値で評価しているか。

8　給食経営管理のプロフェショナル（専門管理栄養士）の育成講座（案）について

この項については、あくまでも筆者（大部）の私案である。

> 【資格名】給食経営専門管理士もしくは給食経営専門管理栄養士
> 【定員】50名
> 【受講資格】管理栄養士取得後、給食経営管理業務経験5年以上
> 【受講期間】座学6ヶ月（オンデマンド・e-ラーニング）、実習・演習6ヶ月
> 【科目】経営学・マネジメント学・経済学・流通科学・心理学、栄養学・調理科学、食品管理・献立管理、国内外の食料事情と流通、人材育成・人材管理2）
> 【実務教育（対面）】社会人としてのマナー教育、接遇
> 【実習・演習】6ヶ月、各施設での調理システムを現地にて実習（セントラルキッチン・クックチル方式、ニュークックチル方式）、施設・設備（最新の調理機器）

指定施設で実習、自施設で設備が整備されている所は自施設での業務で振替可能とする。実習・演習終了後は１ケ月後レポートを提出。
【審査】各科目は、オンデマンド視聴後、e-ラーニングにて試験実施、60点を合格ラインとする。
実習・演習の終了後に提出されたレポートを３人の試験官で審査。A、B、C、Dで評価する。A、B、Cの判定は合格、審査員２名がD判定であれば不合格とする。

【受講料・受験料】
オンデマンド・e-ラーニング 　　　　50,000円
実習・演習（審査料含む） 　　　　　30,000円
自施設での実習・演習が可能な方 　　10,000円（審査料のみ）
【更新方法・更新料】
５年毎の更新。更新は最新の給食経営管理情報セミナー受講（必須）とする。
受講料30,000円

9　今後の課題と展開

　食と栄養・調理・給食経営のマネジメントを学ぶには、管理栄養士免許取得後２年間のインターン制度もしくは専門大学のリカレント制度を履修するなどの方法が考えられる。しかし、給食経営管理のみでインターン生を受け入れる施設は少なく、現実性は薄いと考える。

　関連する業界・団体（日本医師会・管理栄養士養成大学・調理師養成専門学校、給食委託会社、食品会社など）で構成する給食経営（フードマネジメント）専門学校を設立し、給食経営管理プロフェッショナルの教育・育成を開始しない限り、フードサービスのプロフェッショナルは誕生しないと考える。

　医療においてクリニカルサービスの改革はかなり進み、各学会認定の専門管理栄養士制度が発足しプロフェッショナルとして活動する管理栄養士が増えてきた。食が生命の基本であることは誰もが十分に認識しているが、治療の一環としての食の提供が、医療・福祉の現場では危機にさらされており、個々人の努力だけでは改革は望めない。

　この50年間、フードサービスはほとんど変わっていない。クックチル、ニュークックチル、セントラルキッチンなど採用している施設は多くはない。前記した病院側の課題が解決しない限り、さらに管理栄養士の頭が切り替わらない限り、合理的なフードサービスの運営は難しいと考える。しかし、ファストフードや冷凍食品で育った平成生まれがほとんどを占める人口構成になったときは、食が大きく変わると推察する。

参考資料 --

1） 栄養士法施行令の一部を改正する政令等の施行について
　（平成13年9月21日健発第935号厚生労働省健康局長から各都道府県知事宛 通知）から、一部抜粋
2） 三好恵子、山部秀子：テキストブックシリーズ　給食経営管理論　第5版：180-230, 2023

第 8 部

事例集

第 1 章
ニュークックチルシステム（大規模施設）
地方独立行政法人 総合病院 国保旭中央病院
臨床栄養科 科長 坂井厚夫

第 2 章
ニュークックチルシステム（小規模施設）
医療法人 巌桜会 栃内病院

第 3 章
アッセンブリーシステム
社会福祉法人 暁会 特別養護老人ホーム
フェニックス杉並

第 4 章
セントラルキッチン -1
医療法人 慈風会

第 5 章
セントラルキッチン -2
社会医療法人 若竹会
セントラルキッチンわかたけ

第 6 章
セントラルキッチン -3
医療法人・社会福祉法人 緑山会グループ
セントラルキッチン

第8部 事例集

第1章 ニュークックチルシステム（大規模施設）

1　病院概要

　当院は、千葉県北東部の旭市にある総合病院で、2023（令和5）年に開院70周年を迎えた。増改築を繰り返し、建物の老朽化もすすんでいったので2011（平成23）年5月に地上12階の新本館がオープンした。

　現在、病床数989床、診療科科目36科、平均在院日数約13日の急性期病院となっている。臨床栄養科は新本館3階に位置し、食数は2400食/日（付属施設420食含む）である。

　2024（令和6）年度から給食業務は全面委託となった。

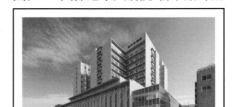

図表1 ▶ 国保旭中央病院 新本館外観

2　旧厨房の問題点と解決方法

　電解次亜水の導入等で「衛生管理」の向上を図ってきたが、旧厨房は清潔・汚染区域が混在しており、盛り付けや配膳時に料理温度の上昇・低下が起こる等、「設備面」「作業面」でいくつか問題があった。

　この問題の解決のためには、「大量調理施設衛生管理マニュアル」の遵守、調理作業・労働時間の効率化、高品質で均一化された食事の提供が重要と考え、ニュークックチルシステムを採用した。厨房のレイアウトや設備もニュークックチルシステム仕様とした。

3　ニュークックチルシステム

　ニュークックチルは、料理の加熱調理後に冷却を開始し、90分以内に3℃以下まで冷却する。冷却した料理はチルド状態で2～3日保存し、冷たいまま食器に盛り付け、カート内で再加熱する。一方、クックチルは、チルド保存されたホテルパン等をスチコ

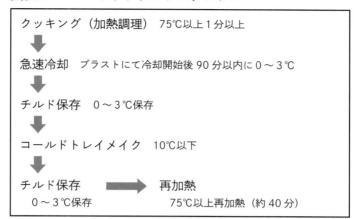

図表2 ▶ ニュークックチルシステムフロー

ンで再加熱し、温かい状態で食器に盛り付けるシステムである。どちらも「新調理システム」として、病院をはじめさまざまな施設で利用されている。

「新調理システム」のメリットとしては、「効率的な作業」と「安全な食事の提供」が挙げられる。従来の「クックサーブ（当日調理）」は、ピーク時に調理場がとても忙しくなることが多いが、ニュークックチルでは盛り付けが事前に済んでおり、再加熱するだけなので提供直前の作業時間が短縮できる。

（1）準備作業

ハード面

厨房設計は「ニュークックチルシステム」に適応したものとし、機器の選定にあたっては機種（型番）・材質等を指定して、「〜同等以上」という仕様書への記載はしなかった。展示会や施設見学、メーカーからの情報収集を行い、納得のいく機器選定を行った。加熱・冷却・再加熱後の各工程での芯温測定のシステム化、冷機器の庫内温度の常時測定と異常時の警報の発報、各エリアの室温、湿度測定を一括管理する「温度管理システム」を導入した。

「ニュークックチルシステム」は、従来のクックサーブと異なり、「調理日」「配膳日」が異なる。これに対応するためにさまざまな帳票の作成、また献立作成においても各種マスタや画面の改修が必要となり、既存の「栄養システム」のカスタマイズを行った。

ソフト面

メニュー作成にあたっては、当院の平均在院日数（約13日）に合わせ4週間サイクルとし、料理アイテムが増えないよう、できるだけ「一般食」の献立を「治療食」へも展開していった。また、スチームコンベクションオーブンや回転釜といった加熱機器の台

図表3 ▶ ニュークックチルで導入した加熱・冷却用厨房機器

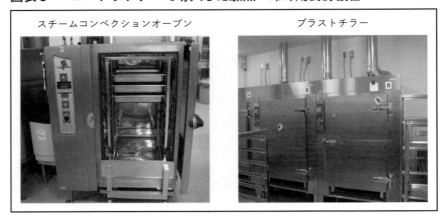

スチームコンベクションオーブン　　　　　ブラストチラー

数とメニュー構成が釣り合っているかの検証や、再加熱にあたっての料理の重量管理に問題はないかの検討も行った。

（2）再加熱カート選定

ニュークックチルシステムにおいて「再加熱カート」は必須機器である。搬送時の取り回しのしやすさや安全性も選定時の重要な項目であり、コンパクトサイズであることは選定における大きなポイントであった。

盛り付けの状態が、「温風カート」では温と冷がセパレートされるのに対して、「IHカート」は家庭の食卓と同じ料理の配置が可能である。そのため「IH式」の再加熱カートの導入が決定した。当時、IH式と温風式のカートで、イニシャルコスト、ランニングコストで大きな差は見られなかった。

図表4 ▶ 導入した再加熱カート

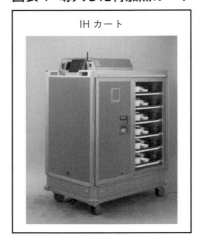

IHカート

（3）献立計画

献立は4週間サイクルを基本とし、常食や全粥食といった「一般食」から糖尿病、心疾患、腎臓病等の「治療食」へ展開していった。レーンでの盛り付けを考えたとき、一般食と治療食で料理がまったく異なると料理の数が大幅に増え、盛り付け作業がとても煩雑になる。可能な限り同じ料理を使うようにし、盛り付け業務の簡素化を目指した。

また、「調理計画」（調理日数5日、調理機器台数、調理可能食数）とメニュー構成が釣り合っているかを検証、同一条件での再加熱とするために「主菜」「副菜」の重量を

図表5 ▶ 麺や丼もののメニュー

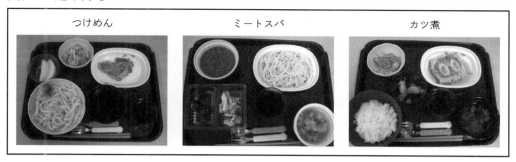

合わせることを検討していった。

　IH式の再加熱では専用食器を使用するが、アイテムが少ないため見た目が単調になりやすい。また、麺類・丼物といった料理は主食の上に具材が直接乗っているので、ニュークックチルでは提供が困難である。そこで、主食、具材、汁それぞれを別々の食器に盛り付け、必要なものは再加熱して提供する等、いくつかの工夫を行った。

（4）オペレーション計画

　旧厨房においては「病棟配膳」であったが、新厨房では、盛付けレーンによる「中央配膳」となった。食数が多いため、1回の盛付けに約90分を要する。当院は総合病院であるため、食種も多く、またキザミや一口大といった「形態」もさまざまである。盛り付けが始まってから異なった形態の調整は難しいので「前準備」をしっかり行う必要がある。盛り付け時には、料理の盛り付けだけでなく、使用済ホテルパンの回収やセット済カートの格納も必要になってくるので、適正な人員配置を行わなければならない。

　人員それぞれの役割は以下の通りである。

スターター：食札やカトラリーのセット、全体把握と指示出し
盛り付け：主菜・副菜・デザートと分け、前準備等も行う
チェッカー：盛付け内容がメニューを違ってないか最終確認
ローダー：IHカートへのお膳のセットとチルド庫へのカート収納
ランナー：使用済ホテルパンの回収や不足分食材の補充

（5）キッチン計画

　患者さんへの食事提供は毎日であるが、ニュークックチルシステムは前倒し調理であるので、毎日調理の必要はない。当院では水曜日と日曜日は調理を行わない日とした。週5日の調理日で21食分（3食×7日）の調理を行えるよう、曜日ごとの調理計画を作

成した。

　計画作成後はスチームコンベクションオーブン、ケトルといった「加熱機器」、ブラストチラー、冷水チラーといった「冷却機器」の料理ごとの使用が1日の調理量に対して適切かどうか検証を行った。「加熱」と「冷却」のバランスが悪いと、加熱済の料理がいつまでたっても冷却されず、料理の温度低下になり、衛生的に非常に問題となる。衛生面に配慮し、作業効率も考えた調理計画の作成が重要となる。

4　導入の評価

　臨床栄養科では、「患者食アンケート」を年2回実施している。全体の評価は、ニュークックチルシステム導入前と比較して良くなっている。温度については、加熱終了後15分以内に病棟へ配膳、主食は「保温食器」を使用するなど行っており、温度の評価は良好である。味付けについても評価は良い。

　病院長はじめ、医師や看護師、コメディカルの方々に「検食」をお願いしているが、おおむね良い評価をいただいている。

　導入直後は、料理の仕上がりにバラつきがあるなど、病院職員による検食でいくつかの指摘があった。そこで、院内各部署からメンバーが集まり「患者食改善プロジェクト」を立ち上げ、検食で評価の低いものについては改善策を検討していった。その後、改善が見られたものは新しいサイクルメニューへ導入した。献立構成も変更していき、徐々に完成度の高い料理に仕上がっていった。

　「加熱」「冷却」「再加熱」の各工程での温度管理を行い、高度な衛生管理の実現が可能となり、職員の「衛生」に対する意識も向上した。「コールドトレイメイク」を行うので、盛付け作業における労力が軽減した。また、盛り付け後、IHカート内で再加熱するため、適温での食事の提供、調理後2時間以内での喫食が確実に行われるようになった。

図表6▶患者食アンケートの結果

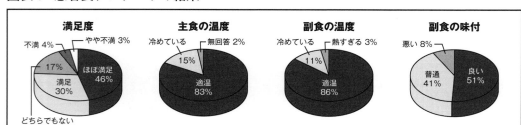

5 今後の課題

コロナ禍やウクライナ情勢等の影響もあって、「食品の値上げ」が続いている。当院の1日当たりの食材費は、2022（令和4）年度と2023年度を比較すると100円程値上がりしている。さらに慢性的な人員不足により、料理に当初のような手間がかけられなくなっている。「冷凍完調品」等の使用割合が多くなっており、これらも食材費を引き上げる要因になっている。

2024年度の「診療報酬改定」において、「入院時食事療養費」が20数年ぶりに増額となった（1食あたり30円の増額）。これにより、当院では、年間約1800万円の増収が見込まれる。給食委託会社との連携を密にし、新たなメニュー開発等を行い、「ニュークックチルシステム」のメリットを最大限活かして、臨床栄養科の基本理念である「安全で満足度の高い食事の提供」をめざしていきたい。

第2章 ニュークックチルシステム（小規模施設）

第8部 事例集

●導入経緯と目的
「安全で患者が満足する食事を効率的に提供する」
→ニュークックチルシステムを採用
コンパクトなスペースを前提にEH式再加熱カートを導入

●特徴
・患者満足度の向上と収入増をめざす
　特別メニュー（牛丼、タコライス……）の準備

●システムフロー

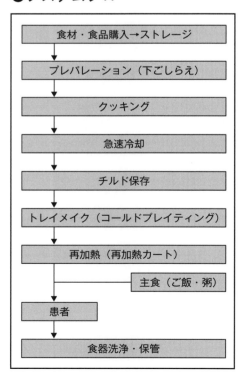

医療法人巖桜会 栃内病院

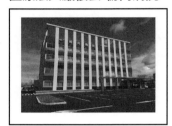

スタッフ数	
管理栄養士	2名
栄養士	1名
調理師・員	8名
合計	11名

・所在地：岩手県盛岡市
・病床数：90床
・給食システム：ニュークックチルシステム
・運営形態：直営
・開設：2023年10月

●生産性
（80食/回×3食/日）÷11名＝21.8食/名・日

●病院の特徴
・診療科整形外科、形成外科、リハビリテーション科、脳神経外科、内科、麻酔科
　岩手県有数の整形外科病院。年間手術症例は1,000件以上（手術機器、Mako Sysytem）
・病室はプライベートの保護された完全個室
・外傷、間接、脊椎、スポーツ整形を4本柱とし、とくにスポーツリハビリの専門性を高めている

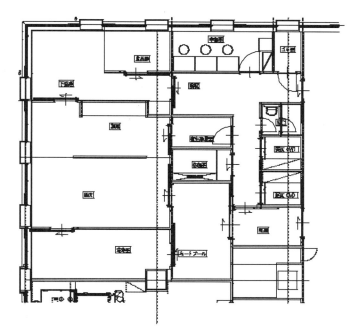

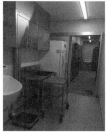
検品検収エリア

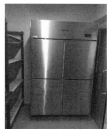
ストレージ

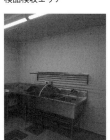
プレパレーション

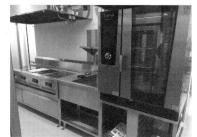
クッキング

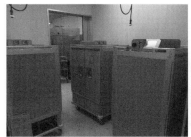
再加熱カート

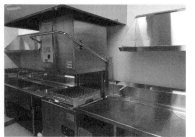
ディッシュウォッシュ

第2章　ニュークックチルシステム（小規模施設）　247

第8部 事例集
第3章 アッセンブリーシステム

●導入経緯と目的

「省人化運営を目指す」・人手不足が急速に顕在化、人件費高騰
・給食収支改善
→「アッセンブリー方式／ニュークックチルシステム」導入

社会福祉法人暁会
**特別養護老人ホーム
フェニックス杉並**

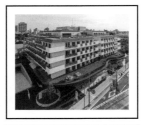

・所在地：東京都杉並区
・定員：180名（ショートステイ30名含まず）
・給食システム：アッセンブリーシステム
・運営形態：委託
・開設：2021年12月

●システムフロー

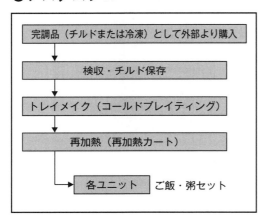

スタッフ数
管理栄養士　　　1名
栄養士　　　　　1名
調理師　　　　　1名
パート（8時間換算）
　　　　　　　7.4名
合計　　　　10.4名

●生産性

（210食/回×3食/日）÷10.4名＝60.6食/名・日

栄養基準
エネルギー　　1,600kcal
たんぱく質　　　　60g
脂質　　　　　　　45g
カルシウム　　　600mg
鉄　　　　　　　6.5mg
ビタミンB_1　　1.1mg
ビタミンB_2　　1.2mg
ビタミンC　　　　80mg
食円相当量　7.5g未満

食事アンケート結果
分量　　　◎
温度　　　◎
色彩　　　○
味付け　　○
盛り付け　○

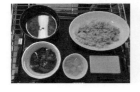
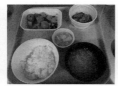
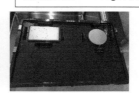

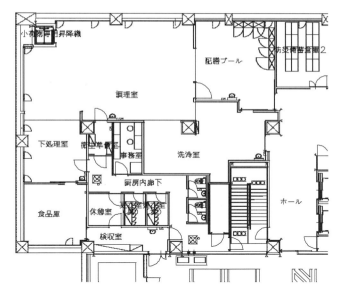

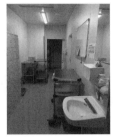
検品検収コーナー

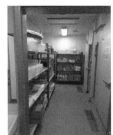
ストレージ

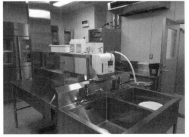
プレパレーション

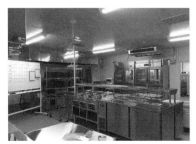
トレイメイク

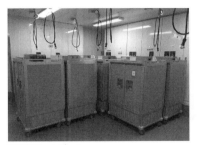
再加熱カートプール

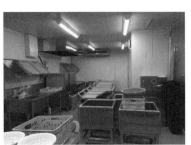
ディッシュウォッシュ

第4章 セントラルキッチン-1

第8部 事例集

1 導入経緯と目的

2015年、サテライトキッチン（以下、SK）のひとつである厚地脳神経外科病院（以下、病院①）では、凍結含浸食（酵素を使って食材そのままの形を保ったまま、歯茎や舌で潰せるほど軟らかくした食材を用いた料理）を提供するために、同時にクックチルを導入した。

その後、厚地リハビリテーション病院の移転新築計画浮上をきっかけに、法人全体として、各施設の給食における課題抽出・見直しを行った。これらを総合的に解決するために、段階的なニュークックチル導入と、セントラルキッチン（以下、CK）を計画することとなった。

2018年、クックチルを導入していた病院①では、先行してニュークックチルシステム・再加熱カートを導入した。朝の出勤人員・時間を圧縮して経営的効果をあげるとともに、CK設立の礎を築き、他SKへのモデルケースとなり、再加熱カートでの運営方法を確立させていった。目的は給食経営の効率化と働き方改革の実現、美味しい食事の提供」である。

医療法人慈風会

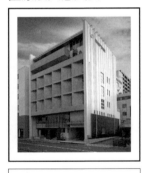

所在地：鹿児島県鹿児島市
生産数：約600食
生産システム：クックチル／凍結含浸食
運営形態：直営
開設：2015年／2018年
サテライト：鹿児島（病院2、特養1、老健1、デイサービス1、小規模多機能1）、グループホーム1、東京（1）、他法人グループホーム

図表1 ▶ 厚地脳神経外科病院で使用しているクックチル用厨房機器

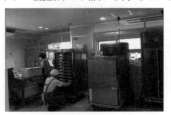

厚地脳神経外科病院　配膳車プール
（シャトル（配膳カート部）に食事をセット）

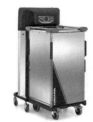

再加熱カート「エルゴサーブ」

2　導入効果

（1）赤字解消

　介護部門の給食運営を委託運営から直営に変更、再加熱カート導入およびSK化することで赤字が解消された（図表2）。また、CKでは食材発注ロットの拡大により全体の食材費が抑制された。食材費上昇が著しいなか、厚地脳神経外科病院における食材上昇率は令和4年度、5年度ともに0.03％にとどまっている。

図表2▶SKにおける、1日あたりの再加熱カート・CK導入効果

	人員（調理師）			調理時間			調理の生産性		
	導入前	導入後	効果	導入前	導入後	効果	導入前	導入後	効果
病院①	5～6	3.5	30％減	40	29	11時間減	7.8	10.8	38％増
老健・特養	5～6	3.5	30％減	42	31	11時間減	9	12.3	36％増

（2）働き方改革の実現

　CKは土日休みで日勤帯勤務、SKは出勤時間が大幅に遅くなり、ライフスタイルによって働き方を選べる環境となった。SKは単純作業が多いため、シルバー人材も活用でき、人手不足に対応しやすくなった。また、業務全体が計画的で平準化されているため、有給休暇や産休育休を取りやすい環境となった。

（3）凍結含浸食の、法人全体での提供実現

　CK化により、悲願であった「法人全体へ凍結含浸食を提供」できるようになった。嚥下調整食の患者様も常食と同じ見た目の食事を楽しんでいる。

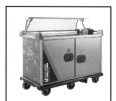

図表3▶
再加熱ワゴン
「マルチサーブ」

（4）波及効果

　一部、関連会社の有限会社加治木農場で栽培している低農薬野菜を使用できるようになり、作り手の顔が見える安心な食事を提供できるようになった。

3　新たな試みと展望

　2022年、東京都にクリニックおよびデイケアを新規開設した。デイケアの食事は、CKから冷凍便で配送し、再加熱ワゴン「マルチサーブ」（図表3）で再加熱して提供。最小限のスタッフで、安心安全な食事を効率的に提供できている。

　外販を拡大したいが、CKが少々手狭である。既存施設を改修して設立したので経営的メリットは大きかったが拡張が難しい。

　人手不足は継続的な課題なので、更なる運営効率化や環境改善は課題である。

第8部 事例集

第5章 セントラルキッチン-2

●食事配送形態とサテライト

- シャトル配送：10院所（病院・介護施設）
- バルク配送：6施設（介護施設）

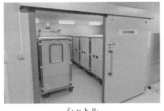
シャトル

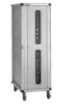
再加熱カート

**社会医療法人若竹会
セントラルキッチンわかたけ**

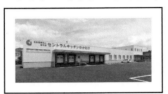

- 所在地：茨城県
- 生産数(目標)：5,000食／日
- 運営形態：委託
- 開設：2024年7月

●システムフロー／ハイブリッド

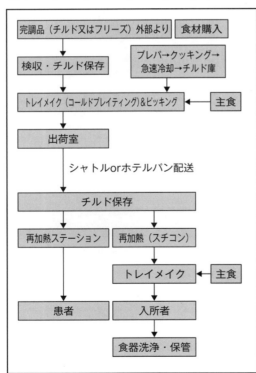

スタッフ数	
管理栄養士	1名
栄養士	3名
調理師	4名
調理員	9名
パート（8時間換算）	10名
	27名

※交替要員不含

●主要機器

クッキングエリア：アイコンビプロ、スチームコンベクションオーブン、パズル充填機
急速冷却エリア：ブラストチラー＆ショックフリーザー、急速凍結機
トレイメイク＆ピックングエリア：トレイメイクアップコンベアー、真空包装機、ハイスピードプロセッサー
出荷室：出荷冷蔵室、シャトル、オリコンカート
食器＆パン洗浄：食器＆トレイ洗浄機、トラフ付下膳コンベアー
食品検査室機材
その他：電解水生成装置、温湿度管理システム

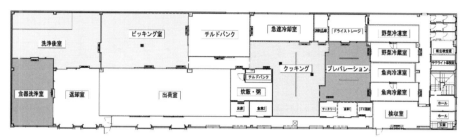

レイアウトライン

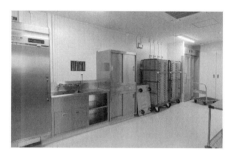

検品検収エリア

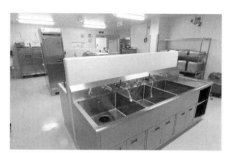

プレパレーション

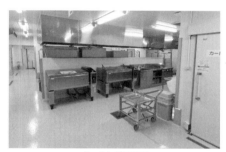

クッキングエリア

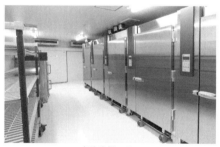

急速冷却エリア

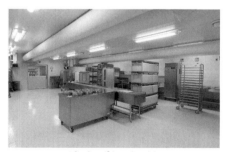

ピッキングトレイメイク

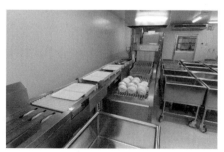

ディッシュウォッシュ

第5章 セントラルキッチン -2

第8部 事例集
第6章 セントラルキッチン-3

1 山口キッチンセントラルキッチン

自然に囲まれた広い敷地を活かして大型の厨房機器を導入し、一度に大量の食材や料理の高温高圧真空調理ができる。最大約3,000食/日まで提供可能で、グループが持つ山口県内9施設の給食約2,200食をすべてまかなっている。

**医療法人・社会福祉法人
緑山会グループ
山口セントラルキッチン**

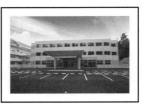

所在地:山口県周南市
給食生産数:2,200食/日
(最大3,000食/日)
給食システム:食材パーツ生産
クックチル、高温高圧真空調理
ブランチング、高温高圧加熱殺菌

●特徴
敷地面積を活かし大型厨房機器を使った高温高圧真空調理と食材パーツの生産

- セントラルキッチン機能だけでなく、施設のサテライトキッチン機能も保持
- 大型の圧力調理機器であるマジカルクッカーを採用
- 面積677m^2(サテライトキッチンを含む)
- セントラルキッチン業務は土日祝日休み、日勤帯稼働
- セントラルキッチン⇔サテライトキッチンの効率的な人員異動で、最少人数によるセントラルキッチン運用が可能

●食材パーツの組み合わせ
調理しやすい大きさに切って加熱・真空パックされた食材パーツをつくってチルド保存しており、サテライト側でそれらを組み合わせることで簡単にメニューが調理できる。

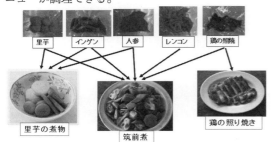

●パック配送

- 1日2,200食をハイエース1台で配送可能
- 真空パックのため配送中に外部から汚染される可能性がない
- 50床の施設でケースサイズ:縦65cm×横40cm×高さ15cm×2ケース
  ※1日分、主食は除く
- サテライトキッチンでの器具洗浄の手間が軽減できる

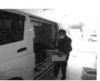
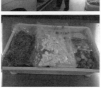

2　東京セントラルキッチン

東京都小平市にある特養の施設内にあり、関東にある緑山会グループの3施設の給食をまかなっている。1日の製造1,000食のコンパクトキッチンである。調理済み製品をパック化して届けることで、サテライト側の手間と人員が極力減らせる仕組みになっている。

医療法人・社会福祉法人　緑山会グループ　東京セントラルキッチン

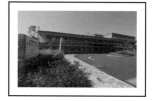

所在地：東京都小平市
給食生産数：1,000食/日
給食システム：クックチル、クックフリーズ
高温高圧真空調理
ブランチング→真空パック
→高温高圧真空調理

●特徴

立地条件に合った施設も人員も少なくて済むコンパクトセントラルキッチン

- 厨房内に機器を追加しセントラルキッチン化、サテライトキッチン機能も保持
- 小型高温高圧調理機である達人釜を採用
- 急速冷凍機器としてアルコールチラーを追加
- 調理機器の追加にあたっては別途面積の追加無し
  ※総面積242.85㎡、内セントラルキッチンは約150㎡
- セントラルキッチン業務は土日祝日休み、日勤帯稼働
- セントラルキッチン⇔サテライトキッチンの効率的な人員異動で最少人数によるセントラルキッチン運用が可能

●パック配送

- 一部の施設へは宅配便を利用して配送している
- 真空パックのため配送中に外部から汚染される可能性がない
- 100床の施設で120サイズ×4箱　※1日分、主食は除く
- サテライトキッチンでの器具洗浄の手間が軽減される

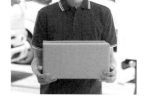

●真空調理

■衛生管理の視点
食中毒の原因となる最近が繁殖しやすい温度帯を一気に通貨できる。
フィルム包装のため、食材へ外部からの汚染がない。

■品質管理の視点
水溶性の栄養素を逃がさない。
味が染み込むので、少ない塩分でおいしい料理ができる。

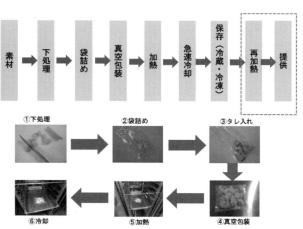

第6章　セントラルキッチン-3　255

あとがき

　本書は「一般社団法人ヘルスケアフードサービス協会」理事と「株式会社ミールシステム」コンサルティングスタッフの協力を得て出版が実現した。

　動機は「このままは立ち行かない」との共通認識が始点であった。現状の運営は「これまで私たちが経験したことのない状況」であり、どう打開するかに焦点を当てた、ただ単なる改善ではなく、給食部門の再生を意味している。

　本書のタイトルを決めるにあたり、様々な単語が提起された。「新基準、革命、再構築、破壊と創造、再生、新しいカタチ、新しいデザイン、ソリューション、イノベーション」。これらの共通項は、大規模な刷新である。給食経営・運営概念を根本から考え直す機会となることを期待するとともに、問題解決の一助となることを願っている。最大のピンチは最大のチャンスである。

　最後に筆者の皆さまと出版にご協力をいただいた「株式会社日本医療企画」、事例紹介に同意いただいた施設各位、写真および資料を提供いただいた各社に対し、深く感謝申し上げる。

2024年9月吉日

一般社団法人ヘルスケアフードサービスシステム協会 代表理事
株式会社ミールシステム 取締役会長
窪田　伸

監修・著者紹介

■一般社団法人ヘルスケアフードサービスシステム協会

設　　　　立：2020年10月

代 表 理 事：窪田伸　株式会社ミールシステム 取締役会長

理　　　　事：石川祐一　茨城キリスト教大学 生活科学部 食物健康科学科 教授

　　　　　　　大部正代　一般社団法人FOOD＆HEALTH協会 ククルテ 代表理事

　　　　　　　坂井厚夫　地方独立行政法人 総合病院 国保旭中央病院 臨床栄養科 科長

　　　　　　　稗田悟　周南高原セントラルキッチン 事業部長

　　　　　　　三好恵子　女子栄養大学 名誉教授

　　　　　　　山本行俊　株式会社システム環境研究 所取締役相談役

目　　　　的：ヘルスケア施設（病院・介護）に関わる給食マネジメントシステム全般についての情報・技術の調査、研究啓発活動を通じて、給食経営・運営の在り方、クックチル・ニュークックチル及びアッセンブリーシステム並びにセントラルキッチンの有効活用等これからの給食システムを構築し社会貢献を図ることを目的とする

ホームページ：http://www.hfsakyoukai.org/

■株式会社ミールシステム

設　　　　立：2005年7月

代　　表　　者：代表取締役社長 窪田孝治

住　　　　所：東京都足立区竹ノ塚3-19-5松久ハイツ102-2

ＴＥＬ／ＦＡＸ：03-3851-7566/03-3850-7767

ホームページ：http://www.meal-system.jp

資　　本　　金：10,000,000円

キャッチフレーズ：「私たちはヘルスケアフードサービスシステム構築の専門集団です」

コンサル業務：(1) 現状の運営内容の客観的データによる検証評価

　　　　　　　(2) 新たな変革のビジョン設定

　　　　　　　(3) 戦略戦術の立案と具体的なソリューション提示

　　　　　　　(4) 給食システム構築とフォロー

システム構築フロー

　　　　　　　フェーズⅠ：現状調査分析

　　　　　　　フェーズⅡ：基本構想/計画

　　　　　　　フェーズⅢ：実施計画

　　　　　　　フェーズⅣ：システム稼働フォロー

コンサル実績：大学病院、自治大病院、公的病院、私的病院および介護施設、セントラルキッチン等約100施設（海外：韓国、台湾、ベトナム）

スタッフ資格：管理栄養士、HACCPコーディネーター認定、厨房設備士、日本糖尿病療養指導士、病態栄養専門管理栄養士、第一種衛生管理者

山本行俊　第1部

株式会社システム環境研究所 取締役相談役

1980年（昭和55年）九州大学経済学部経営学科卒業、株式会社セントラルユニ入社。1993年（平成5年）同社を退社し、同年、総合医療コンサルティング企業 株式会社システム環境研究所を設立。

現在は北海道、東京、大阪、福岡、沖縄に事務所を開設。新病院建設のための基本構想、基本計画、医療情報システム計画、SPDシステム計画、医療機器整備計画、業務委託計画、移転計画及び既存病院のための経営分析、経営改善・経営強化プラン立案等を手掛け、2013年からは海外（中国、台湾、ベトナム、フィリピン、ロシア）の病院のマスタープラン策定や設計支援、医療機器整備計画等も実施。

石川祐一　第2部

茨城キリスト教大学 生活科学部 食物健康科学科 教授

昭和60年3月東京農業大学農学部栄養学科卒業後、食品会社研究開発部入社。個人病院勤務を経て平成元年株式会社日立製作所日立総合病院栄養科勤務（委託管理栄養士）。その後転属となり同院栄養科長。平成26年3月東京農業大学大学院農学研究科後期博士課程修了。平成30年4月から茨城キリスト教大学生活科学部准教授、翌年から同大学生活科学部食物健康科学科教授。筑波大学医学医療系客員研究員。令和2年4月から茨城キリスト教大学大学院生活科学研究科長併任。専門は臨床栄養学。

堀井三四郎　第3部

株式会社ミールシステム コンサル室 主任

2010年、帝塚山大学現代生活学部食物栄養学科卒業。東京民医連グループ内セントラルキッチン給食協同サービスリップル、提携先病院にて勤務後、委託給食会社を経て2024年1月から現職。第一種衛生管理者。

窪田　伸　第4部 第1、2、7、8、9、10、11章／第5部 第1〜4章

株式会社ミールシステム 取締役会長

一般社団法人ヘルスケアフードサービスシステム協会 代表理事

1976〜2005年株式会社セントラルユニに勤務。1980年〜1982年宮川フードサービス研究所に出向。1994年に国内初のクックチルシステムをJA札幌厚生病院に納入し、1998年には国内初のニュークックチルシステムを柳原病院に納入。2004年国内最大級のニュークックチルシステムを福井県立病院に納入。

2005年株式会社ミールシステム設立、代表取締役に就任、2018年同社取締役会長に就任。

2020年一般社団法人ヘルスケアフードサービスシステム協会 設立、代表理事就任。

2014年〜2022年一般社団法人日本能率協会「HOSPE×Japan」病院・福祉給食セミナーコーディネーター、2014年〜2016年一般社団法人日本フードビジネスコンサルタント協会理事、2019年〜2020年ヒトタ食品株氏会社取締役。

窪田孝治　第4部 第3章

株式会社ミールシステム 代表取締役社長

2011年　某厨房機器メーカー退社

2011年　株式会社ミールシステム入社

上原　好　第4部 第4章（共著）

株式会社ミールシステム コンサル室

1995年、十文字学園女子短期大学家政学部食物栄養学科卒業。国立健康・栄養研究所 臨床栄養部、東京慈恵会医科大学 糖尿病・代謝・内分泌内科で臨床研究に従事し、その後フリーランスで、クリニックでの臨床栄養と大手給食会社での給食管理の双方に携わり、現在に至る。日本糖尿病療養指導士、病態栄養学会専門管理栄養士、日本栄養士会特定保健指導担当管理栄養士、日本栄養士会災害支援チーム（JDA-DAT）リーダー登録。

荒井綾子　第4部 第4章（共著）

株式会社ミールシステム

1980年東京農業大学農学部栄養学科卒業。大手給食会社にて、全国の病院新規開設立上、栄養士研修、栄養管理システム開発など栄養管理業務に携わり、センター長、室長、スーパーバイザーを経て2023年4月から現職。

鬼頭美妃　第4部 第5章、資料

株式会社ミールシステム コンサル室 室長

2005年、女子栄養大学栄養学部栄養学科実践栄養学専攻卒業。同大学にて、実験実習助手として給食管理実習を中心に実習厨房における標準化基礎データー実験、作業マニュアル整備等も手がけた。2011年4月から現職にて、セントラルキッチン・病院・介護施設等の現状調査から稼働立ち上げ、稼働後チェック等、計画全体を担当。その他厨房メーカー・給食会社に向けた教育支援も従事。2級厨房設備士、一般社団法人日本HACCPトレーニングセンターHACCPコーディネーター。

高野　誠　第4部 第6章

株式会社ミールシステム 常任顧問

服部栄養専門学校卒業後、大手給食会社で社員食堂、急性期病院を中心に運営指導。オリンピック冬季／夏季総料理長を担当。調理長、メニュー開発室長、運営企画室長、参与を経て2023年1月から現職。
公益社団法人日本食品衛生協会HACCP指導者、一般社団法人新調理システム推進協会新調理システム管理者。

有田俊夫　第6部

株式会社フード・リンク 代表取締役社長

1987年4月株式会社セントラルユニ入社、フードサービス部門（設備課・ソフト課）給食管理システム開発を担当。2019年に株式会社フード・リンクを設立。主にセントラルキッチン施設向けのシステム開発を行っている。全国7カ所のセントラルキッチン施設に、セントラルキッチンシステムを提供している。併せて、セントラルキッチンシステム施設のシステム相談業務も行っている。

三好恵子　第4部 資料、第7部 第1章

女子栄養大学 名誉教授

1976年女子栄養大学栄養学部実践栄養学科卒業、1976年～2000年女子栄養短期大学大学給食管理研究室助手。2000年から女子栄養大学給食管理研究室専任講師となり、2003年に女子栄養大学給食システム研究室准教授。2010年～2024年女子栄養大学短期大学部給食管理研究室教授。2024年から女子栄養大学名誉教授。

所属学会：日本栄養改善学会、給食経営管理学会名誉会員、

著書に『大量調理 − 品質管理と調理の実際 − 』（株式会社学建書院）、『実践給食マネジメント論』『給食経営管理用語辞典』（第一出版）。

大部正代　第7部 第2章

一般社団法人FOOD＆HEALTH協会 ククルテ 代表理事

1974年5月国家公務員共済組合連合会浜の町病院栄養課栄養課長に就任。2009年4月より中村学園大学栄養科学部教授（臨床栄養学・臨床栄養学実習）、2010年4月より2019年3月まで福岡県立大学看護実践教育センター糖尿病看護認定教育課程非常勤講師。2010年5月より糖尿病専門クリニックよこがわクリニック管理栄養士、現在に至る。

2006年福岡県糖尿病療養指導士会理事、2010年一般社団法人日本病態栄養学会理事、2012年公益社団法人福岡県栄養士会会長、2019年一般社団法人FOOD&HEALTH協会代表理事。

坂井厚夫　第8部 第1章

地方独立行政法人 総合病院 国保旭中央病院 臨床栄養科 科長

1986年3月東京農業大学農学部栄養学科卒業。1987年9月国保旭中央病院栄養科に入職、2016年10月から現職。

一般社団法人ヘルスケアフードサービスシステム協会理事。

■資料提供会社一覧

株式会社AIHO
本社：愛知県豊川市白鳥町防入60
TEL：0533-88-5111
https://www.aiho.co.jp

株式会社アイエス
本社：京都府相楽郡精華町精華台7丁目4番地3
　　　（関西文化学術研究都市）
TEL：0774-98-3601（代表）
https://www.is-h.co.jp

株式会社エージーピー
本社：東京都大田区羽田空港1丁目7番1号
　　　空港施設第2綜合ビル
TEL：03-3747-1631
https://www.agpgroup.co.jp

エレクター株式会社
本社：東京都目黒区上目黒2丁目1番1号
　　　中目黒GTタワー14F
TEL：03-6742-0000（大代表）
https://www.erecta.co.jp

クックデリ株式会社
本社：東京都港区西新橋1丁目10番2号
　　　住友生命西新橋ビル7階
TEL：03-3500-3561
https://cookdeli.com

株式会社 中島製作所
本社：佐賀県佐賀市蓮池町大字蓮池66番地
TEL：0952-97-1121
https://www.meal-shuttle.jp/　（ミールシャトル専用）

ニチワ電機株式会社
東京本社：東京都中央区日本橋小舟町10-2
TEL：03-5645-8751
https://www.nichiwadenki.co.jp

株式会社HALTON
本社：東京都港区虎ノ門4-1-28
　　　虎ノ門タワーズオフィス棟 19F
TEL：03-6824-6581
https://www.halton.co.jp

PHC株式会社 デリカート営業所
住所：大阪府大阪市北区天満橋1-8-30
　　　OAPタワー16F
TEL：06-6136-1418
https://www.phchd.com/jp

株式会社フード・リンク
本社：千葉市美浜区磯辺6-8-1-216
TEL：043-279-1338
https://food-link2019.co.jp/

フクシマガリレイ株式会社 東京日本橋事務所
住所：東京都中央区日本橋馬喰町2-1-3
　　　芳文社浅草橋ビル3F 東京営業六部
TEL：03-3663-3053
URL：https://www.galilei.co.jp/

株式会社フジマック
本社：東京都港区南麻布一丁目7番23号
TEL：03-4235-2200（代表）
https://www.fujimak.co.jp

ホシザキ株式会社
本社：愛知県豊明市栄町南館3-16
TEL：0562-97-2111
https://www.hoshizaki.co.jp

株式会社マック
本社：東京都足立区東伊興3-15-12
TEL：03-3857-1661（代表）
https://www.kk-mac.com

（五十音順）

●カバー・本文デザイン／DTP　株式会社明昌堂

病院・介護給食経営改革
〜どうする!?　未来〜

2024年9月30日　第1版第1刷発行

監　　　修　一般社団法人ヘルスケアフードサービスシステム協会
著　　　者　株式会社ミールシステム　ほか
発 行 者　林　諄
発 行 所　株式会社 日本医療企画
　　　　　　〒104-0032　東京都中央区八丁堀3-20-5　S-GATE八丁堀
　　　　　　TEL　03-3553-2861（代）
　　　　　　https://www.jmp.co.jp
印 刷 所　三美印刷株式会社

©MEAL SYSTEM Co., Ltd. 2024, Printed and Bound in Japan
ISBN978-4-86729-344-7 C3047
定価はカバーに表示しています。

本書の全部または一部の複写・複製・転訳等を禁じます。これらの許諾については小社までご照会
ください。